Dr L. DUCOT
DE L'UNIVERSITÉ DE PARIS
ANCIEN EXTERNE DES HOPITAUX DE PARIS
ANCIEN INTERNE
DE L'HOPITAL ST-JOSEPH DE PARIS

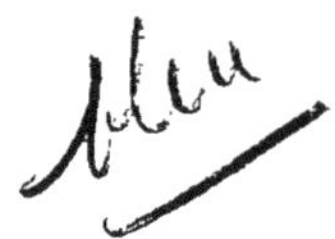

ÉTUDE
SUR LES
PARALYSIES
du Muscle grand dentelé

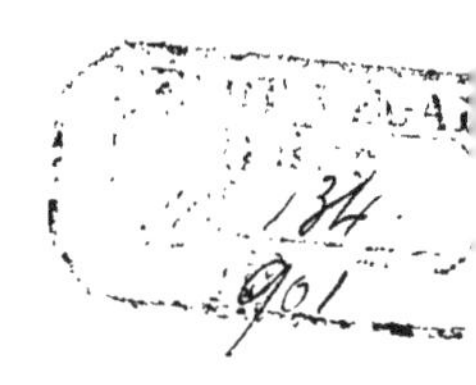

PARIS
Jules ROUSSET
36, Rue Serpente
1901

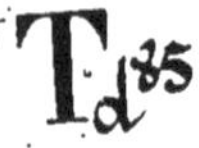

Dr L. DUCOT
DE L'UNIVERSITÉ DE PARIS
ANCIEN EXTERNE DES HOPITAUX DE PARIS
ANCIEN INTERNE
DE L'HOPITAL ST-JOSEPH DE PARIS

ÉTUDE

SUR LES

PARALYSIES

du Muscle grand dentelé

PARIS
Jules ROUSSET
36, Rue Serpente
—
1901

A MON PÈRE

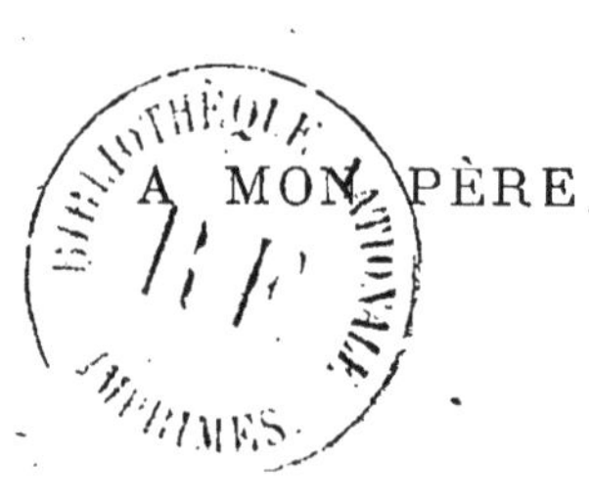

A MA MÈRE

A MON ONCLE FERDINAND DUCOT

A MON PRÉSIDENT DE THÈSE

MONSIEUR LE PROFESSEUR BRISSAUD

Professeur à la Faculté de Médecine
Médecin de l'Hôtel-Dieu
Chevalier de la Légion d'honneur

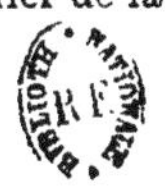

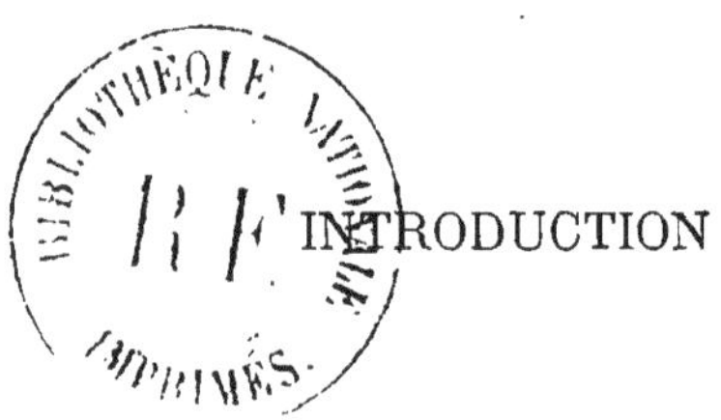

INTRODUCTION

Les paralysies du muscle grand dentelé, quoique connues depuis déjà longtemps, n'ont pas encore été l'objet d'un travail d'ensemble; leur rareté relative s'y opposait. Cependant leur étude offre un intérêt tout particulier tant au point de vue purement médical qu'au point de vue de l'intérêt des malades. En effet, ces paralysies, bien que peu importantes en apparence, causent souvent à ceux-ci un grave préjudice, grâce à l'impotence fonctionnelle prolongée qui en est la conséquence. Le nombre relativement peu élevé de cas publiés tient surtout à ce qu'on n'y attache pas une importance suffisante et que la plupart passent inaperçus.

Le but de ce travail sera donc de réunir, en les classant en catégories cliniquement bien distinctes, les différentes variétés de paralysies du grand dentelé, et de fournir ainsi un cadre où tous les cas qui peuvent être observés trouveront leur place en même temps que leur importance sera mise en lumière et leur diagnostic facilité.

Sans vouloir nous appesantir sur les points déjà éclaircis de cette étude, nous nous attacherons à ceux qui paraissent les plus obscurs, non pour les fixer définitivement, ce serait une prétention excessive, mais simplement pour bien les faire ressortir et attirer sur eux l'attention des médecins.

Nous insisterons donc sur la symptomatologie et particulièrement sur les signes différentiels des principales variétés, en réservant aussi une place importante à l'étiologie et à la pathogénie, pour justifier la classification clinique adoptée.

Mais avant de commencer, qu'il nous soit permis de remercier ici les maîtres éminents qui nous ont guidé avec tant de bienveillance dans le cours de nos études et nous ont toujours prodigué leurs conseils et leur science avec tant de désintéressement.

M. le professeur Brissaud a bien voulu accepter la présidence de cette thèse, nous le prions de recevoir l'expression de notre respectueuse reconnaissance pour le grand honneur qu'il nous a fait.

HISTORIQUE

Les paralysies du muscle grand dentelé n'ont pas une histoire bien récente : la première observation remonte en effet à 1835 ; mais pendant longtemps on ne distingua pas leurs différentes formes, et elles furent toutes confondues sous un même titre générique. Duchenne, le premier, par ses expériences sur la physiologie musculaire, tenta d'en établir la symptomatologie rationnelle ; mais ce sont surtout les travaux récents parus en France et en Allemagne qui ont le plus contribué à réunir les éléments nécessaires à leur étude complète. Aussi l'historique peut-il être divisé en trois périodes :

Une première allant de 1835 à Duchenne.

Une seconde comprenant les travaux de Duchenne.

Une troisième, depuis Duchenne, remplie surtout par les travaux des auteurs allemands.

Première période.

La première observation de paralysie du muscle grand dentelé est relatée dans l'*Anatomie chirurgicale* de Velpeau, édition de 1835. La paralysie était survenue à la suite d'un traumatisme portant sur le creux de l'aisselle ; on nota une saillie en arrière et en haut de l'omoplate. Le traitement consista en applications de vésicatoires volants et la guérison survint au bout de six mois.

La deuxième observation date également de 1835, et est due à Gendrin, la paralysie siégeait à droite, la guérison survint en six semaines ; le traitement consista aussi dans l'application de vésicatoires volants.

Ces deux observations sont très incomplètes et on ne peut actuellement reconnaître de quelles formes de paralysie il s'agissait : il n'y a donc pas lieu de les retenir.

En 1840, Marchessaux, dans les *Archives générales de médecine*, en publie une nouvelle, celle-ci beaucoup plus complète et intéressante. Il s'agit d'un facteur de pianos nommé Niebecker ; cet homme couchait depuis quelque temps dans une chambre du premier étage et son lit était placé contre un mur maintenu très humide par une conduite d'eau en mauvais état située dans son épaisseur. La paralysie, qui était à droite, fut précédée de violentes douleurs dans l'épaule et dans le côté correspondant du thorax ; elle était nettement isolée et persista longtemps après que les douleurs eurent disparu en dépit de tout traitement.

Un autre cas relaté dans la thèse de Desnos et recueilli par lui dans le service de Rayer, à la Charité, en 1845, a trait à une jeune fille âgée d'une quinzaine d'années. La maladie débuta par des sensations d'engourdissement et de picotement, occupant l'épaule et le bras droits, qui duraient quelques minutes chaque fois et revenaient fréquemment dans la journée sous forme de crises accompagnées de cyanose de la main. A l'examen, au repos vertical du bras, l'angle inférieur de l'omoplate faisait une saillie de trois centimètres environ en arrière, son bord spinal était notablement oblique en bas, en dedans, en arrière, son angle supérieur éloigné de la ligne médiane de 15 centimètres au lieu de huit comme du côté sain. D'après ce que nous verrons de la symptomatologie des paralysies du grand dentelé, ce cas ne rentre pas dans leur cadre car il y avait participation certainement du trapèze et très probablement d'autres muscles, qui ne sont du reste pas indiqués dans l'observation.

Il en est de même des cas publiés dans la *Gazette des Hôpitaux* de 1845 à 1848 ; dans la plupart en effet, le grand dentelé n'est qu'une des nombreuses localisations d'une paralysie beaucoup plus étendue. Tel est, par exemple, le cas de ce jeune homme qui à la suite d'une compression de la moelle par flexion forcée du cou eut à la fois une paralysie des deux grands dentelés et des quatre membres.

Les auteurs de ces observations ne semblent pas avoir considéré la paralysie du grand dentelé comme une maladie autonome et indépendante ; ils ne distinguaient pas les différentes formes cliniques, isolées ou associées, et n'attribuaient pas à leurs signes distinctifs la valeur qu'on leur attribue actuellement. Ils avaient bien noté l'impossibilité plus ou moins complète de l'élévation du bras à la verticale, l'écartement plus ou moins marqué de l'omoplate par rapport au thorax et au rachis, l'obliquité plus ou moins grande de son bord spinal, mais n'en avaient pas tiré les conséquences cliniques nécessaires.

Deuxième période.

Les travaux de Duchenne sur la physiologie des mouvements, par l'étude exacte et complète des actions des muscles de l'épaule, ont apporté un élément nouveau et plus scientifique à la question. La clinique fut soumise au contrôle d'une expérimentation rigoureuse, et Duchenne, bien que n'ayant jamais vu de paralysie isolée du grand dentelé, et contestant presque son existence, établit quelle devait en être la symptomatologie exacte. Ses théories furent la base de toutes les discussions futures ; aussi leur exposé ne peut-il tenir au chapitre de l'historique.

Troisième période.

Cette troisième période pourrait être appelée, en quelque sorte, période clinique ; en effet, grâce surtout aux travaux des auteurs allemands : Bush, Wiesner, Bernhardt, Remak, etc., les observations, vraiment démonstratives, se multiplient, et l'existence de la paralysie isolée est définitivement établie.

Barreïro, dans sa thèse, parue en 1895, a pu en réunir seize cas authentiques. Ces observations, jointes à d'autres plus récentes, ont permis d'en établir cliniquement les symptômes caractéristiques. Ce sont elles qui nous serviront d'éléments de discussion. Le travail de Steinhausen, paru en avril 1900, est particulièrement intéressant, par le nombre élevé de cas qui y sont mentionnés.

Symptomatologie

Dans l'étude de la symptomatologie nous commencerons par la paralysie isolée, qui est la première en date et la plus importante tout au moins par le nombre des travaux dont elle a été l'objet. Nous parlerons ensuite des différentes formes associées en insistant sur leurs signes distinctifs, de manière à pouvoir en établir une classification qui contribuera dans une certaine mesure à éclairer la pathogénie.

PARALYSIE ISOLÉE

A) *Attitude de l'omoplate au repos vertical du bras*

C'est sur ce point, le plus important du reste, que les discussions ont été les plus vives.

Duchenne, dans son *Traité sur la Physiologie des mouvements*, écrit : « Il semble que, par suite de l'atrophie du grand dentelé, le parallélisme du bord spinal du scapulum et de la colonne vertébrale ne puisse exister, et que la prédominance du rhomboïde et de l'angulaire doive élever l'angle inférieur de l'omoplate en le rapprochant de la ligne médiane. La pathologie ne confirme pas ce raisonnement : c'est à peine alors si son angle inférieur est attiré en haut et en dedans de un centimètre, et encore faut-il que, dans ce cas, l'angulaire et le rhomboïde jouissent de toute leur force tonique ». Il cite deux cas à l'appui de son dire. Lewinski, Remak adoptent l'idée de Duchenne, en l'atténuant cependant un peu et admettant une très légère déformation. C'est cette opinion qui, prise comme critérium trop absolu par Lewinski, l'a amené à ne considérer comme cas authentique de paralysie isolée que l'observation de Bush.

Au contraire, la plupart des auteurs allemands, avec Berger, admettent l'existence d'un déplacement notable du scapulum, dû à l'action tonique des muscles antagonistes ; le mécanisme, selon eux, est le suivant : le trapèze attire en dedans l'omoplate en même temps que le rhomboïde et l'angulaire l'attirent en haut. De plus le petit pectoral, le biceps, le coraco-brachial, joints au poids du bras, attirent l'angle externe en avant et en bas, produisant ainsi l'écartement de l'angle inférieur par rapport à la cage thoracique, en même temps que l'obliquité du bord spinal. Le scapulum alatum est dû à l'action du sous et surtout du sus-épineux.

Cependant Eulenburg, Seeligmuller, Braumler s'écartent un peu de cette opinion et n'admettent qu'une déformation modérée. Pour eux l'obliquité du bord spinal est certaine, mais l'action du trapèze qui attire en dedans l'angle inférieur l'empêche en même temps de s'écarter d'une façon notable de la cage thoracique.

Cette opinion se rapproche beaucoup, comme il est facile de le voir, de celle de Lewinski et de Remak. Parmi toutes celles qui ont été émises, cette dernière paraît être la plus voisine de la vérité. Le mécanisme du scapulum alatum est très différent de ce que pensait Berger; Duchenne, en effet, a démontré qu'il est produit uniquement par la contraction isolée du deltoïde, ce qui est facile à constater sur un individu sain au repos, en électrisant isolément ce muscle. Au repos vertical du bras, le deltoïde ne se contractant pas, il n'y a donc pas de scapulum alatum.

Il n'y a pas davantage l'obliquité notable du bord spinal qu'admet Berger. Comment peut-on expliquer cette absence? Duchenne, ayant excité isolément le grand rond, dit : « On observe dans cette expérience que l'angle inférieur de l'omoplate est rapproché du bras et qu'il est entraîné par celui-ci en dehors et en avant. » Ce muscle peut donc, dans une certaine mesure, suppléer au grand dentelé en prenant son point fixe sur l'humérus maintenu lui-même par les muscles pectoraux. Mais il n'est pas le seul. Il y a un faisceau du grand dorsal qui suit un trajet parallèle au grand rond; il se détache de l'angle inférieur de l'omoplate et va s'insérer à la partie supérieure de la surface d'insertion humérale du grand dorsal. Ledouble, qui l'a étudié spécialement, dit : « Comme MM. Beaunis et Bouchard, j'ai rencontré si « fréquemment ce faisceau que je me demande s'il ne « doit pas être considéré comme normal. Dans tous les « cas, s'il est anormal chez l'homme, ce dont je doute, il « est constant chez divers animaux, entre autres chez

« l'échidné. » Parfois même, selon Poirier, il est fort large et s'insère à l'aponévrose du sous-épineux. Certaines anomalies musculaires nous expliquent sa signification : il est en quelque sorte un faisceau intermédiaire entre le grand dorsal et le grand rond. Ces deux muscles, en effet, sont quelquefois fusionnés en un seul, si bien qu'il est impossible de les séparer par la dissection ; d'autres fois, un faisceau se détache du grand rond pour aller renforcer le grand dorsal.

Ce faisceau angulaire du grand dorsal ayant ses deux insertions extrêmes voisines de celles du grand rond, peut être considéré au point de vue fonctionnel comme un faisceau de renforcement de ce dernier muscle ; ce que tend à démontrer encore l'étude que nous venons de faire de sa signification morphologique. Son action est donc certaine dans le maintien du parallélisme du bord spinal ; elle est peut-être même dans certains cas plus importante que celle du grand rond en raison de la plus grande longueur de son bras de levier.

En résumant on peut donc dire que le parallélisme du bord spinal est maintenu : d'une part, par le trapèze qui, resté intact, attire en dedans l'omoplate et, d'autre part, par l'action du grand rond et du faisceau angulo-huméral du grand dorsal qui agissent comme antagonistes du premier en suppléance du grand dentelé paralysé.

Pour conclure, nous admettrons donc les signes suivants comme caractéristiques, à l'état de repos, de la paralysie isolée du grand dentelé :

1°) Bord spinal parallèle ou peu oblique par rapport à la verticale, légère saillie de l'angle inférieur.

2°) Bord spinal peu ou point écarté de la ligne médiane par rapport au côté sain.

3°) Elévation, ordinairement très peu marquée de l'omoplate.

Ces signes sont très importants, surtout les deux premiers ; leur existence suffit pour pouvoir affirmer qu'il s'agit d'une paralysie isolée. Leur importance n'est plus contestée maintenant, et les plus récents auteurs allemands qui ont traité la question, Karl v. Rad, Thöle (de Magdebourg), les admettent. Steinhausen cependant croit que le maintien du parallélisme du bord spinal n'est pas un signe absolument certain.

B. — *Attitude dans l'élévation volontaire du bras.*

Sur ce point tout le monde est à peu près d'accord : il y a déformation en aile du scapulum ; le bord spinal est écarté du thorax, il est oblique en bas et en arrière, mais il conserve son parallélisme par rapport au plan sagittal, et se rapproche de la ligne médiane surtout dans la position du bras horizontale externe.

Le bras peut être élevé volontairement, au-dessus de la ligne horizontale, ce fait a été constaté dans un grand nombre d'observations. Il se produit soit parce que la paralysie du grand dentelé n'est pas complète et que le muscle conserve une partie de sa contractilité, soit plutôt, parce qu'il est suppléé dans sa fonction par d'autres muscles qui subiraient dans ces cas une hypertrophie compensatrice.

Dans l'observation de Thöle, qui sera rapportée plus loin, le malade pouvait soulever son bras jusqu'à 40 degrés au-dessus de la ligne horizontale ; le bord spinal de l'omoplate était alors, dans cette position extrême, rapproché du rachis et oblique en bas et en dehors ; son angle supérieur étant à deux centimètres et demi et son angle inférieur à cinq centimètres et demi de la ligne épineuse. Du côté droit, où la paralysie du grand dentelé était associée à celle du deltoïde, le bras ne pouvait dépasser l'horizontale, malgré la bascule de l'omoplate. Dans l'observation récente de MM. Souques et Castaigne, le malade pouvait élever son bras jusqu'à 30 degrés environ au-dessus de l'horizontale, et on constatait alors la même obliquité du bord spinal que dans l'observation de Thöle.

Ces faits prouvent encore autre chose, c'est que la bascule de l'omoplate autour de son angle supéro-interne peut se faire sans l'intervention du grand dentelé, du moins jusqu'à un certain point. C'est aussi l'opinion de Duchenne ; voici l'explication qu'il en donne : « Le grand « dentelé n'est pas le seul muscle qui jouisse du privi- « lège de déterminer l'élévation verticale du bras par « l'intermédiaire de l'omoplate : le tiers moyen du « trapèze fait aussi exécuter à cet os un assez grand « mouvement de rotation sur son angle interne pour « produire, avec l'aide du deltoïde, l'élévation verticale « du bras, avec beaucoup moins de puissance toutefois « que le grand dentelé. »

Le bras peut être élevé en avant jusqu'à la position horizontale antérieure et même davantage. Les déformations de la région scapulaire sont alors au maximum : l'omoplate est élevée en masse, son bord spinal s'écarte du thorax de 5 à 7 centimètres, sa face antérieure devient en grande partie accessible à la main, et dans la gouttière longitudinale ainsi formée on remarque la saillie, oblique en haut et en dehors, du bord inférieur du trapèze qui la partage en deux portions : une supérieure verticale, une inférieure oblique et beaucoup plus profonde.

C. *Déformation du thorax.*

Cette déformation est peu importante et n'a aucune valeur au point de vue du diagnostic. Aussi il est inutile de s'y appesantir.

Elle existe dans presque tous les cas mais ne se voit que dans l'élévation volontaire du bras ; elle n'est pas permanente ; elle se caractérise de la façon suivante :

La paroi postérieure de l'aisselle disparaît par suite de la rotation de l'omoplate sous son axe vertical. Il y a élargissement de la paroi antérieure du thorax avec voussure et élévation des côtes.

On note aussi, dans l'élévation des bras, l'effacement des digitations du grand dentelé dû à la non contraction de ce muscle et souvent aussi à son atrophie.

Les troubles respiratoires ne sont signalés dans aucune observation ; en réalité ils n'existent pas ; aussi Thöle (de Magdebourg) pense que, contrairement à l'opinion des classiques, le grand dentelé n'a aucune action sur la respiration.

*
* *

Ces conclusions sur la symptomatologie de la paralysie isolée sont encore confirmées dans trois observations, communiquées par M. le docteur Huet, et dont le résumé sera exposé plus loin.

C'est donc à ces conclusions que nous nous arrêterons.

Les divergences des auteurs sont, en effet, assez facilement explicables. A part les cas où l'observation a été insuffisante, elles dépendent presque toujours de l'époque à laquelle la paralysie a été considérée. Thöle l'avait déjà fait remarquer ; mais le fait est surtout net dans les observations de M. Huet. A mesure que la paralysie est plus ancienne, des suppléances musculaires s'établissent qui, peu à peu, arrivent à corriger, dans une certaine mesure, la déformation primitive, et permettent au malade d'exécuter des mouvements plus étendus. C'est ainsi, par exemple, que se corrige l'obliquité du bord spinal, et que l'élévation du bras qui, au début, dépassait la ligne horizontale de 40 degrés à peine, arrive à atteindre la verticale (suppléance par le trapèze). Les séries de photographies, faites à intervalles de plus en plus éloignés, qui accompagnent le travail de M. Huet, montrent, avec la dernière évidence, le développement progressif de ces suppléances.

Le travail de Steinhausen, qui réunit 95 observations, dont 60 de paralysie isolée, vient encore appuyer ces conclusions, surtout au point de vue de l'élévation volontaire maxima du bras. Sur ces 60 cas, il y en a

57 où l'élévation du bras dépasse l'horizontale ; dans un très grand nombre elle atteint la verticale, mais alors la paralysie n'est pas complète et les faisceaux supérieurs sont conservés. Donc, malgré les anciens auteurs, nous devons considérer cette élévation au-dessus de l'horizontale comme la règle dans la paralysie isolée. Dans la paralysie associée elle est au contraire l'exception. Sur les 35 cas de la statistique de Steinhausen elle n'existait que 10 fois. Ce signe a donc une assez grande valeur diagnostique.

PARALYSIES ASSOCIÉES

Les paralysies associées du grand dentelé sont beaucoup plus fréquentes que les paralysies isolées et leurs signes sont aussi plus variables en raison même de la diversité des associations paralytiques.

A). PARALYSIE ASSOCIÉE DU GRAND DENTELÉ ET DE LA PORTION INFÉRIEURE DU TRAPÈZE

Mais, parmi toutes, il en est une qui mérite d'être individualisée à cause de sa fréquence et surtout de son étiologie particulière : c'est la paralysie associée du grand dentelé et de la portion inférieure, scapulaire, du trapèze. Cette forme signalée déjà par Remak en 1892 (*Berl. Gesells. fur Psych. und Nerven*), a été bien étudiée récemment par MM. Souques et Duval qui en ont décrit les signes avec beaucoup de soin. Elle se sépare très nettement par sa symptomatologie de la paralysie isolée ; nous verrons aussi, plus loin, que sa pathogénie en est très différente et toute particulière.

α). *Attitude au repos vertical du bras*

Les signes sont les suivants :

Ecartement de l'omoplate par rapport au thorax.

Obliquité en bas, en arrière et en dedans du bord spinal.

Ecartement, quelquefois très marqué, de ce bord spinal par rapport à la ligne médiane.

Elévation en masse de l'omoplate.

Abaissement du moignon de l'épaule par bascule autour d'un axe antéro-postérieur.

Ces signes sont très caractéristiques, surtout les trois premiers. Lorsqu'ils existent, on peut toujours, d'après Lewinski et Duchenne, affirmer la participation, à la paralysie du grand dentelé, des portions moyenne et inférieure du trapèze. Comment peut-on expliquer leur mécanisme ?

Pour le premier la chose est très simple, une des principales fonctions du trapèze étant de maintenir l'omoplate fixée contre la paroi thoracique en agissant comme antagoniste du grand dentelé. Si, dans le mouvement d'élévation antérieure du bras, le grand dentelé est paralysé ou n'agit pas, le trapèze devient impuissant à accomplir cette fonction, et a fortiori s'il est lui-même paralysé. L'omoplate est alors maintenue écartée du thorax d'une part par le poids du bras, et de l'autre par la prédominance des sus et sous-épineux.

L'obliquité du bord spinal se produit par un mécanisme tout à fait analogue. Elle est en raison directe de l'écartement de ce bord par rapport à la ligne médiane. L'angle supéro-interne de l'omoplate se porte en dehors parce qu'il n'est plus maintenu par le faisceau moyen du trapèze; son éloignement du rachis peut quelquefois atteindre 15 centimètres. L'angle inférieur, au contraire, a peu de tendance à s'écarter parce que le poids du bras agissant sur l'angle externe autour de l'angle interne comme axe, produit un mouvement de bascule qui a pour effet de le ramener en dedans. De là l'obliquité.

L'écartement du bord spinal s'explique de lui-même en considérant quelle est l'action physiologique du trapèze, il est surtout marqué, comme nous venons de le voir, au niveau de l'angle interne.

L'élévation en masse de l'omoplate s'exécute autour de l'angle externe comme point fixe; elle est dûe aux actions combinées du rhomboïde et de l'angulaire qui ne sont plus compensées par l'action antagoniste des fibres inférieures, très obliques en bas et en dedans, du trapèze.

6) *Attitude dans l'élévation volontaire du bras*

Les signes précédents sont encore exagérés.

L'élévation en masse de l'omoplate est beaucoup plus marquée, car aux causes précédentes s'ajoute l'action de la contraction du deltoïde, comme le font remarquer MM. Souques et Duval : « Nous savons, disent-ils, que « tout muscle qui, par sa contraction isolée, imprime au

« scapulum un mouvement de rotation, élève en même
« temps cet os. Lorsque le grand dentelé est paralysé et
« que le sujet élève le bras jusqu'à la ligne horizontale,
« c'est le muscle deltoïde qui se contracte seul. Or le
« deltoïde, par sa contraction isolée, imprime à l'omo-
« plate un mouvement de rotation autour de son angle
« externe. Il s'ensuit logiquement une élévation en masse
« de l'omoplate. »

Le scapulum alatum est porté au maximum, grâce à l'action des fibres postérieures du deltoïde, comme l'a bien montré Duchenne : le faisceau qui va de la branche postérieure du V deltoïdien à l'épine de l'omoplate est oblique de dehors en dedans et d'avant en arrière (surtout dans la position horizontale antérieure). En se contractant ce faisceau fera donc tourner l'omoplate autour d'un axe vertical passant par l'angle externe et écartera du thorax son bord spinal, si l'action du grand dentelé ne vient s'y opposer.

Il y a impossibilité pour le malade d'élever le bras au-dessus de l'horizontale, car le trapèze n'est plus là pour suppléer au grand dentelé paralysé, et produire, à son défaut, la bascule indispensable de l'omoplate. Cependant Steinhausen cite deux cas où l'élévation du bras était possible jusqu'à 20° au-dessus de l'horizontale ; il en déduit que l'action du trapèze dans l'élévation du bras n'est pas si importante qu'on le croit.

L'obliquité du bord spinal est aussi très marquée surtout dans la position horizontale externe.

A ce sujet il y a une remarque à faire : dans le mouvement d'élévation en avant, la gouttière formée par l'écartement en aile est très profonde et l'obliquité du bord spinal peu marquée ; le contraire se produit dans l'élévation en dehors, où l'obliquité du bord spinal devient considérable tandis que la gouttière scapulo-thoracique disparait en grande partie.

B) AUTRES FORMES DE PARALYSIES ASSOCIÉES

Les autres formes de paralysies associées sont beaucoup moins caractérisées ; ce sont des associations fortuites et variables, placées, comme nous le verrons plus loin, sous la dépendance de névrites périphériques plus ou moins étendues. Néanmoins il y a lieu de les séparer, au point de vue symptomatologique, de ces formes multiples qui relèvent d'affections médullaires : atrophie musculaire progressive, scléroses latérales, etc., et qui peuvent tout aussi bien frapper n'importe quel autre groupement musculaire de l'économie : elles sont d'origine périphérique. Cette scission, qui paraît maintenant si nécessaire, n'avait pourtant été faite que très incomplètement par les premiers auteurs qui se sont occupés de la question.

1. GRAND DENTELE ET DELTOÏDE

Duchenne a noté l'association paralytique du grand dentelé et du deltoïde ; elle a depuis été rencontrée plusieurs fois, notamment par Thöle en Allemagne ; c'est une forme assez fréquente. En voici la symptomatologie d'après ce dernier auteur :

Au repos, les signes sont ceux de la paralysie isolée du grand dentelé, ce qui s'explique bien facilement puisque dans cette attitude le deltoïde n'a aucune action ; il n'y a donc pas de déformation très notable.

Lorsque le malade exécute l'élévation du bras en dehors, l'omoplate est le siège d'un mouvement de bascule qui a pour effet de porter son angle inférieur en dehors. Ce mouvement, comme nous vu l'avons précédemment, est dû à la contraction du faisceau moyen du trapèze ; dans la position horizontale externe, limite extrême des mouvements possibles, l'obliquité du bord spinal est caractérisée par les chiffres suivants :

Distance de l'angle supérieur à la ligne médiane : 3 centimètres ;

Distance de l'angle inférieur à la ligne médiane : 5 centimètres et demi.

Nous venons de voir par ce qui précède que le malade peut élever son bras jusqu'à l'horizontale. Ce fait peut paraître étrange au premier abord, puisque ce rôle d'élévation est dévolu au deltoïde, mais il s'explique par la suppléance du sus-épineux comme l'a bien montré Duchenne : « L'expérimentation montre que le sus-épi« neux élève l'humérus en le portant en avant et en « dehors, de plus l'observation clinique montre qu'il est « assez puissant pour faire l'élévation du bras alors que « le deltoïde est entièrement atrophié ; toutefois il est « infiniment moins puissant que celui-ci, son action « latérale est très faible. » C'est donc l'action du sus-épineux qui, en s'ajoutant à celle de la bascule de l'omoplate, permet le mouvement d'élévation latérale du bras dans une étendue relativement aussi considérable.

Steinhausen, sur 9 cas, note trois fois l'élévation du bras à 20° au-dessus de l'horizontale, mais dans ces cas il y avait conservation de quelques faisceaux deltoïdiens.

Mais dans certains cas le mouvement d'élévation du bras n'est pas possible, soit parce que le sus-épineux est lui-même paralysé, soit pour toute autre cause ; le diagnostic devient alors plus difficile. En effet on reconnaît bien la paralysie du deltoïde puisque l'élévation du bras est impossible; mais par ce fait même la paralysie du grand dentelé est masquée, puisque nous savons que, lorsque le bras pend verticalement le long du corps, ses signes sont, pour ainsi dire, négatifs. Pour la dépister Duchenne indique le moyen suivant : exciter électriquement les faisceaux les plus accessibles du grand dentelé ; si l'omoplate ne subit aucun mouvement, on peut affirmer leur paralysie. On peut aussi demander au malade de porter son épaule en avant ; si, dans l'effort qu'il fait à ce moment, le bord spinal de l'omoplate n'est pas attiré en dehors, l'existence de la paralysie du grand dentelé est certaine L'étude des réactions de dégénérescence peut aussi être d'un grand secours, en indiquant pour ainsi dire mathématiquement, le siège et le degré de la paralysie.

La paralysie du deltoïde, qu'elle accompagne ou non celle du grand dentelé, présente souvent un autre symptôme qui lui est très particulier et pour cause. C'est une plaque d'anesthésie occupant le moignon de l'épaule au niveau de la saillie formée par le deltoïde lui-même.. Ce symptôme, qui se retrouve surtout dans les cas où la paralysie est due à une névrite, a été signalé en 1845 par Marchal (de Calvi), à propos d'une observation dont voici le résumé succinct.

Un soldat, qui était en faction pendant une nuit d'hiver, fut saisi par le froid ; il ressentit cette nuit même de violentes douleurs dans les membres et surtout dans l'épaule droite. Les douleurs persistant, on l'envoya à Bourbonne-les-Bains, où il y eut amélioration ; un an après, les douleurs revinrent et malgré le traitement l'impotence du membre s'établit peu à peu. Les signes étaient : moignon de l'épaule déprimé par atrophie du deltoïde ; grande difficulté dans le mouvement d'écartement latéral du bras ; anesthésie occupant l'épaule et descendant jusqu'à la partie moyenne du bras.

Ce cas est typique; il s'agit évidemment d'une névrite du nerf circonflexe. Les douleurs et l'atrophie du deltoïde en font foi. La lésion occupait également le nerf cutané de l'épaule, branche du circonflexe, d'où anesthésie consécutive à sa destruction fonctionnelle. Si l'examen du malade avait été poussé plus loin, on aurait très certainement reconnu une paralysie du petit rond, dont le nerf naît du circonflexe au même point que le cutané de l'épaule.

Cette anesthésie, qui peut manquer, est toujours passagère, les suppléances s'établissant rapidement.

Dans tous les autres cas de paralysie associée du grand dentelé où le deltoïde est intact, les troubles de sensibilité font défaut, car la lésion n'occupe alors que des nerfs exclusivement moteurs.

GRAND DENTELÉ, TRAPÈZE INFÉRIEUR, SUS-ÉPINEUX

C'est une association rare puisque aucun cas n'en a encore été publié. En voici une observation, assez incomplète du reste, qui nous a été communiquée par M. le docteur Huet. Malgré sa brièveté elle n'en est pas moins fort intéressante.

Il s'agit d'un nommé Pierre T..., âgé de 35 ans, exerçant la profession d'hôtelier, qui se présenta à la consultation d'électrothérapie de la Salpêtrière le 6 mars 1896. Cemme antécédents personnels on retrouve en 1885 un chancre induré suivi de roséole ; quelque temps après, hydarthrose du genou droit. En septembre 1896, en peignant des murs, il s'aperçut que son bras droit, celui dont il se servait, était plus faible et que l'omoplate faisait saillie en arrière quand il levait le bras. En octobre il fut atteint d'une pleurésie qui, ponctionnée le 15 novembre, guérit assez rapidement. Depuis cette époque la paralysie n'a fait qu'augmenter. L'étude des réactions électriques montre que les muscles atteints par la paralysie sont : le grand dentelé, les deux tiers inférieurs du trapèze et le sus-épineux.

La symptomatologie n'est pas indiquée mais elle est facile à concevoir d'après ce que nous avons vu de la paralysie associée du grand dentelé et du trapèze d'une part, et d'autre part de l'action élévatrice du sus-épineux sur l'humérus. Ce que cette association paralytique présente surtout d'intéressant, c'est, comme nous le verrons plus loin, sa pathogénie qui est toute spéciale.

Les seuls cas publiés sont dus à Steinhausen ; ils sont au nombre de trois. Dans l'un l'élévation atteignait 90°, dans les deux autres l'horizontale ne pouvait être atteinte.

Steinhausen, dans sa statistique, comprenant 35 cas de paralysie associée, cite encore d'autres formes d'association où entrent un plus grand nombre de muscles : sus et sous-épineux, grand et petit rond, sous-scapulaire, etc., mais ces cas sont à ranger parmi les paralysies du plexus brachial avec prédominance des lésions sur le nerf thoracique postérieur.

Voici du reste cette statistique complète :

1er groupe. — Participation du trapèze seul : 6 cas (dans deux l'élévation du bras était possible jusqu'à 20° au-dessus de l'horizontale).

2e groupe. — Participation du deltoïde seul : 9 cas (dans trois, élévation du bras jusqu'à 20° au-dessus de l'horizontale : quelques faisceaux du deltoïde étaient intacts).

3e groupe. — Participation du trapèze et du deltoïde : 3 cas (dans un cas seulement, élévation jusqu'à l'horizontale).

4e groupe. — Participation du sous-épineux et du petit rond : 2 cas.

5e groupe. — Participation du trapèze, des sus et sous-épineux : un cas.

6e groupe. — Participation du deltoïde et du muscle

angulaire (Graten) : 5 cas (dans trois cas seulement élévation un peu au-dessus de l'horizontale ; étiologie : dystrophie juvénile).

7e groupe.— Participation du rhomboïde et des muscles épineux : 4 cas (dans un seul l'horizontale est dépassée ; étiologie : dystrophie juvénile).

8e groupe. — Participation des muscles de l'épaule : 2 cas (dans un, élévation légère au-dessus de 90° ; étiologie : traumatisme grave du plexus).

9e groupe. — Participation des muscles de l'épaule et du bras : 2 cas (l'un par surmenage musculaire du bras en jouant du tambour ; le second, par névrite rhumatismale).

Au point de vue étiologique ils se groupent ainsi :

Soulèvement de fardeaux	2 cas.
Chute	7
Traumatisme	1
Flexion et torsion du bras	1
Port de lourds fardeaux	3
Pression du havresac	1
Surmenage musculaire en jouant du tambour	1
Gymnastique	1
Klimmzichen	2
Affection pulmonaire	2
Fièvre typhoïde	2
Pyhémie	1
Choléra nostras	1
Refroidissement	3
Dystrophie juvénile	5
Cause inconnue	2

Paralysie isolée

OBSERVATIONS

Avant d'entreprendre l'étude de la pathogénie de cette affection, il est indispensable d'énumérer ici brièvement, dans leur ordre chronologique, les observations qui en sont actuellement connues, en n'exposant dans leur entier que celles qui sont inédites ou qui n'ont pas encore été publiées en français.

La première en date, celle de Marchessaux, a été déjà rapportée au chapitre de l'historique ; nous n'en retiendrons ici que ce fait : le malade avait dormi dans un lit situé contre un mur froid et humide ; la paralysie fut précédée de douleurs violentes dont le siège était le creux de l'aisselle et le côté correspondant du thorax jusqu'à la 5e ou 6e côte.

Dans l'observation de Bush, il s'agit d'un jeune paysan qui avait dormi, deux mois auparavant, sur la terre humide ; la maladie débuta par des douleurs vives dans le dos, la poitrine et les épaules. A mesure que les douleurs disparurent, on constata des signes fonctionnels établissant l'existence d'une paralysie isolée et double des grands dentelés.

Le cas de Wiesner a trait à un charpentier âgé de 24 ans, qui entra à la clinique médicale de Tubingue en mai 1867. Pas d'antécédents personnels, sauf une variole. Depuis 1857, époque où il entra comme apprenti chez un charpentier, il était obligé de porter sur l'épaule de lourds fardeaux. Pendant l'hiver 1860 il souffrit beaucoup de douleurs dans le creux sus-claviculaire droit. Les douleurs persistèrent pendant deux ans, puis se montra une paralysie du grand dentelé droit.

Dans le cas de Woodman, il s'agit d'un marin, lampiste à bord d'un navire, qui avait tous les jours à suspendre seize lampes avec réflecteurs, d'un poids relativement considérable. Au bout de six mois de ce travail il commença à éprouver de la faiblesse du bras droit ; il continua cependant en s'aidant de son bras gauche ; mais six mois après, cette gêne dans l'élévation du bras était devenue de l'impossibilité. A cette époque on put constater une paralysie isolée du grand dentelé droit.

Les deux observations suivantes, publiées en 1879, sont dues à Bernhardt.

Dans la première, il s'agit d'une femme de 39 ans qui s'exposa pendant toute une nuit à un courant d'air. Cette nuit même, elle ressentit de violentes douleurs dans l'épaule droite, avec irradiations dans le bras et la nuque. Mais ce n'est qu'au bout de six à huit semaines que se montrèrent les troubles caractéristiques de la paralysie isolée du grand dentelé.

Dans la seconde : un homme avait l'habitude de porter ses fardeaux sur l'épaule gauche. Quelques semaines avant son entrée à l'hôpital, il avait ressenti des douleurs vives dans l'épaule gauche en même temps survint une difficulté notable dans les mouvements du membre supérieur gauche. Le malade n'avait pas subi d'autre traumatisme. Les troubles dans les mouvements du bras allèrent toujours en croissant, et, à son entrée à l'hôpital, on constata la paralysie isolée du grand dentelé gauche.

Dans l'observation de Weber, il s'agit d'une jeune femme de 27 ans qui se présenta à la clinique de Senator, le 3 janvier 1880, pour des troubles fonctionnels qu'elle éprouvait lorsqu'elle voulait soulever son bras droit. Ces troubles s'étaient montrés cinq semaines auparavant, c'est-à-dire trois semaines après son accouchement ; ils débutèrent par des douleurs vives dans le bras droit. A l'examen, on constata les signes ordinaires de la paralysie du grand dentelé.

L'observation suivante est encore due à Weber : une femme de 62 ans, observée en 1880, avait ressenti dix ou douze ans auparavant au moment de sa ménopause des douleurs assez vives dans le domaine du plexus brachial ; mais sa paralysie, siégeant du côté droit, ne remontait qu'à quatres semaines. La cause ne put être déterminée.

Il en est de même d'un autre cas présenté par Senator à la Société de médecine de Berlin.

Le cas de Baumler, publié la même année, est beaucoup plus intéressant. Il s'agit d'un homme de 50 ans, robuste et bien musclé, qui fut atteint d'une fièvre typhoïde grave. Pendant sa convalescence, survinrent brusquement des douleurs vives dans la nuque ; puis, rapidement, se montra une paralysie des muscles du bras droit, bientôt après, le bras gauche se paralysa également, puis le grand dentelé droit. Ce muscle fut le seul, de ceux qui s'attachent à l'omoplate, atteint par la paralysie.

Le cas de Buchmüller est aussi très intéressant par son étiologie particulière ; le malade ne présentait pas d'antécédents héréditaires ni personnels. En essayant de jeter sur son épaule un sac de pommes de terre, il ressentit une douleur très vive dans la région de l'omoplate droite, et presque immédiatement après il constata qu'il ne pouvait soulever son bras au-dessus de la position horizontale. Cette douleur partant du bord interne de l'omoplate droite et s'irradiant le long du bord externe du bras persista pendant quatre jours ; puis disparut pour reparaître ensuite plus vive que par le passé. A l'examen, il y avait, au repos du bras, obliquité notable du bord spinal de l'omoplate ; de plus l'angle inférieur s'écartait sensiblement de la paroi thoracique. Le malade ne pouvait pas sans incliner le thorax élever le bras jusqu'à l'horizontale. Il y avait des troubles de sensibilité au niveau de l'épaule et de l'omoplate ; on constata l'atrophie des sus et sous-épineux.

Il est donc facile de voir que ce cas, consigné dans la thèse de Barreïro comme paralysie isolée, est au contraire très complexe, et qu'il s'agit là d'un véritable traumatisme portant à la fois sur plusieurs branches du plexus brachial ; mais, comme nous le verrons plus loin, cette étiologie n'est pas différente de celle dont relèvent plusieurs cas authentiques de paralysie isolée.

Les deux cas suivants ont un mécanisme bien net : la paralysie était due à une lésion chirurgicale du nerf, et dans l'autre à une blessure de ce même nerf par un instrument piquant.

Dans le cas de Bruns, la maladie débuta, sans cause appréciable, par des douleurs vives dans l'épaule et le bras droits ; quelque temps après on constata une paralysie isolée du grand dentelé droit.

Le cas de Barreïro a une étiologie tout à fait analogue à celui de Buchmüller. Le malade portant sur son épaule droite une colonne de fonte pesant 300 kilos, ressentit au moment où il déposa sa charge, comme une sorte de craquement au niveau de la fosse sus-épineuse du côté droit. Aussitôt après il ne put élever le bras au-dessus de l'horizontale. Quelques jours après, il constata, dans une glace, l'existence d'une déformation de l'épaule constituée par une forte saillie de l'omoplate au moindre mouvement du bras du côté malade.

Toutes les observations qui précèdent sont rapportées dans la thèse de Barreïro. Depuis cette époque plusieurs autres cas ont été publiés, nous allons également les passer en revue.

En 1896, M. Hnatek en publie deux dans le « *Moniteur des médecins tchèques* ».

Dans le premier il s'agit d'un ouvrier qui travailla

pendant quatre jours, de cinq heures du matin à minuit, à gratter des tiges de porte-cigare, en se servant surtout du bras droit. Au bout de ce temps il éprouva des douleurs dans l'épaule droite ; quelques jours après, on constate les signes de la paralysie isolée.

Dans le second, un jeune homme de 20 ans, sans cause connue, est pris de douleurs violentes qui l'empêchent de dormir pendant quatre nuits ; quelque temps après on put constater les déformations caractérisques de l'affection.

En 1898, Karl v. Rad en publie un nouveau cas, consécutif à une influenza à forme grave. Voici son observation.

Observation de Karl v. Rad

(*Munchener medicinische Wochenschrift*) 1898.

Il s'agit d'un nommé J. W..., âgé de 31 ans, receveur d'octroi de la ville de Nuremberg, appartenant à une famille bien portante, dans laquelle on ne trouve aucune trace de maladie nerveuse jusque-là. Sa santé fut toujours bonne, il fit quatre ans de service militaire, depuis il est employé dans le corps de police. Pendant son service il fut fréquemment malade ; à 19 ans il fut atteint de rhumatisme articulaire ; ensuite il eut deux pleurésies, cinq ans après il fit une bronchite grave avec hémoptysies, sans avoir, plus tard, de complications du côté du poumon. Il resta toujours dans la même place où son service était très chargé.

En mars 1898 il eut un léger refroidissement accompagné de douleurs dans les deux épaules et de raideur dans la nuque. Il continua pourtant son service.

Le 11 avril il tomba subitement malade, atteint d'une grave

influenza. Il s'alita, se plaignant de fièvre, de douleurs de tête, d'arthralgies et particulièrement d'une très violente douleur dans la région de l'épaule droite.

Dans la nuit du 15 au 16 avril, les douleurs de l'épaule droite augmentèrent d'une façon considérable, et s'irradièrent dans le bras droit, elles étaient térébrantes et lancinantes, et le patient éprouvait en même temps dans le bras une sensation glaciale.

Le matin, il s'aperçut qu'il ne pouvait plus mouvoir son bras et particulièrement le lever, il lui sembla que le bras était devenu plus court.

Il remarqua aussi bientôt la saillie de l'omoplate droite; cela n'augmentant pas beaucoup au début, il essaya de reprendre son service. Comme les frictions qu'il faisait avec un liniment camphré et chloroformé restaient sans résultat, il se soumit à un traitement médical.

A l'examen voici ce que l'on trouve :

Le malade est de taille moyenne, de constitution assez vigoureuse, et dans des conditions normales de nutrition. Sa musculature est assez bien développée.

A la vue, le dos présente une différence évidente dans la position des deux omoplates.

Les bras tombant verticalement le long du corps, on a le tableau suivant :

L'omoplate droite est un peu plus élevée que la gauche ; au milieu de l'épine de l'omoplate la différence est de 2 centimètres.

Elle se rapproche de la colonne vertébrale au niveau de la partie inférieure de son bord interne ; l'angle inférieur, qui fait aussi saillie en arrière, est le plus rapproché. Cet angle se trouve à 7 centimètres de la ligne médiane, l'angle supérieur en est à 9 centimètres ; à gauche les deux angles sont à 8 centimètres. Par conséquent, le bord interne de l'omoplate droite est légèrement oblique de bas en haut et de dedans en dehors.

Enfin, cela devient évident à la palpation du bord de l'omoplate.

Dans l'abduction du bras jusqu'à l'horizontale, on remarque que, contrairement au côté sain, il manque la saillie, si visible normalement, des faisceaux du grand dentelé.

L'omoplate, dans ce mouvement, se rapproche de la ligne médiane, et son angle inférieur est tout proche de la colonne vertébrale. Son bord spinal refoule contre cette dernière les muscles rhomboïde et trapèze en leur faisant faire une saillie analogue à un gros bourrelet. Grâce aussi à ce mouvement l'obliquité de ce bord devient encore plus évidente.

L'élévation du bras vers la verticale est très gênée, elle n'est possible que jusqu'à environ 40°, et le patient se plaint alors de tiraillements et de douleurs dans l'épaule et la partie supérieure du bras droits. En suppléant alors à la rotation qui ne se fait pas et en repoussant l'angle inférieur en dehors, on peut amener le bras complètement à la verticale.

Lorsque le bras est élevé en avant, l'omoplate tourne autour de son axe vertical et s'écarte du thorax à la façon d'une aile ; la partie interne de l'omoplate peut alors être bien saisie entre les doigts et palpée.

Le placement de la main sur l'épaule opposée est également très gêné.

La sensibilité est conservée pour toutes les sensations : tactile, douloureuse, thermique.

A un premier examen de l'excitabilité électrique on trouva une réaction normale ; quelques jours après, un second examen prouva l'existence d'une notable réaction de dégénérescence.

L'excitabilité du nerf est assez diminuée pour les deux espèces de courants : celle du muscle l'est également.

La contraction même est paresseuse et lente à se propager et est plus importante par les An. S. Z. que par les K. S. Z.

Les autres muscles de l'épaule et particulièrement le trapèze dans ses trois segments et le grand dorsal, ne présentent aucune modification de l'excitabilité et réagissent normalement au courant électrique. De même l'étude approfondie et l'examen des fonctions de ces muscles, fournissent partout des rapports normaux.

Tous les symptômes affirment l'existence d'une paralysie du grand dentelé.

D'autre part, l'examen du système nerveux en général, ne montra chez le patient aucune tendance à la maladie.

En 1899, MM. Souques et Castaigne ont publié une nouvelle observation fort intéressante de paralysie isolée consécutive à une fièvre typhoïde.

Il s'agit d'un homme âgé de 29 ans, palefrenier, qui entra à l'hôpital Cochin en août 1898, au quatrième jour d'une infection qui avait débuté brusquement par un grand frisson et un point de côté violent à droite. A son entrée à l'hôpital le malade présentait à la base droite tous les signes d'une pneumonie lobaire aiguë. La température reste à 40° jusqu'au septième jour, époque où le malade commença sa défervescence qui ne se maintint pas, car, dès le neuvième jour, la température remonta à 40° malgré la disparition des symptômes pulmonaires. En même temps apparurent des signes qui firent soupçonner une fièvre typhoïde, affirmée du reste, le douzième jour, par un séro-diagnostic positif. La dothiénentérie, traitée par les bains froids, évolua d'une façon bénigne et le 28 août, c'est-à-dire le 26e jour de la maladie, le typhique pouvait être considéré comme convalescent. Au 40e jour il se levait et marchait dans la salle.

C'est alors qu'il s'aperçut de quelque gêne dans les mouvements du bras droit. Pendant toute l'évolution de sa dothiénentérie, il avait continué à se plaindre du point de côté sous-mamelonnaire qui avait survécu à sa pneumonie, mais l'attention ne fut réellement attirée sur sa paralysie qu'au moment de sa convalescence. Jamais auparavant il n'avait eu la moindre gêne dans les mouvements des bras ; la paralysie n'est donc apparue que pendant sa fièvre typhoïde ; son examen montre qu'elle est nettement localisée au muscle grand dentelé droit.

Observation de Thole
(*Archiv. für psychiatrie*, 1900).

Il s'agit d'un jeune homme, B..., âgé de 19 ans et demi, sans antécédents héréditaires. Il eut la diphthérie en octobre 1897.

Le 2 novembre 1898 il fut atteint d'une grave fièvre typhoïde pour laquelle il fut en traitement jusqu'au 31 décembre à l'hôpital militaire, à N... Au mois de décembre, il ressentit pendant quelques semaines, des tiraillements douloureux dans la moitié de la portion supérieure du bras droit, correspondant à l'insertion du deltoïde ; ces douleurs apparaissaient dans le décubitus latéral droit et dans les mouvements du bras droit ; elles n'existaient pas à l'état de repos.

Ces douleurs avaient disparu à sa sortie de l'hôpital, les bras ne présentaient aucun trouble dans leurs fonctions.

B... fut envoyé en congé jusqu'au 28 janvier 1899 ; à ce moment il se portait bien.

Après son retour, il reprit de nouveau son service, assez léger du reste ; les douleurs dans la partie supérieure du bras droit réapparurent alors ; en même temps survint une faiblesse croissante du bras. Aux tirs, B... ne pouvait pas appliquer vigoureusement l'arme contre l'épaule ; mais à aucun moment il ne remarqua que le bras gauche fût gêné dans ses mouvements.

L'affaiblissement du bras droit une fois reconnu, B... fut mis au traitement électrique à l'hôpital de N..., depuis le 14 février jusqu'au 5 mars, pour paralysie du deltoïde et du grand dentelé. Déjà le 14 février on trouvait une atrophie considérable de toute la musculature du bras droit, et particulièrement du muscle deltoïde.

Le bras droit pouvait être élevé avec peine jusqu'à la position horizontale, l'omoplate se trouvait écartée du tronc en forme d'aile, surtout pendant les mouvements du bras. L'excitabilité électrique des muscles de la partie supérieure du bras droit était notablement affaiblie. L'excitation directe du deltoïde droit avec le courant faradique ne produisait aucun tressaillement, et avec un courant galvanique d'une intensité de 4 milliampères des tressaillements paresseux. Cependant, avec une excitation indirecte faradique ou galvanique le muscle se contractait promptement. L'état du grand dentelé droit ne fut pas examiné à ce moment; quant à la paralysie du grand dentelé gauche, on n'en parle pas dans le rapport de l'hôpital. Des expériences répétées sur la sensibilité n'ont pas permis de constater de troubles.

A partir du 5 mars, B... fut soumis au traitement électrique avec courants continus, à l'hôpital militaire de Magdebourg. Son état de santé fut alors examiné à fond :

B... est un homme de 1 m. 645, bien constitué, vigoureux, d'un teint un peu blême. Il se plaint de douleurs dans la partie supérieure du bras droit, correspondant à l'insertion du deltoïde; ces douleurs sont réveillées par la pression à ce niveau, et par tous les mouvements du bras droit, sans qu'il soit possible de leur trouver une cause locale. Les organes internes ne présentent aucune trace de maladie.

La symptomatologie actuelle de l'affection peut être résumée de la façon suivante :

α) Au repos, les bras tombant verticalement le long du corps.

Il n'y a pas de déformation très notable :

Le bord spinal de l'omoplate n'est pas sensiblement écarté de la ligne médiane, il est légèrement oblique en bas et en dedans; l'angle inférieur est un peu en saillie. A droite il y a de plus aplatissement du moignon de l'épaule dû à l'atrophie du deltoïde.

β) Pendant l'abduction du bras.

Le bord spinal se rapproche beaucoup de la ligne médiane, il est vertical ; scapulum alatum peu marqué.

γ) Dans la position horizontale externe :

Les deux côtés se comportent alors différemment :

A gauche le bord spinal reste vertical et très rapproché de la ligne médiane.

A droite la position limite est atteinte, le bord spinal est notablement oblique en bas et en dehors.

δ) Le bras gauche peut dépasser l'horizontale d'environ 40°. Dans cette position extrême le bord spinal est oblique en bas et en dehors d'une façon plus accentuée que du côté droit.

L'ensemble peut être schématisé dans le tableau suivant donné par Thöle.

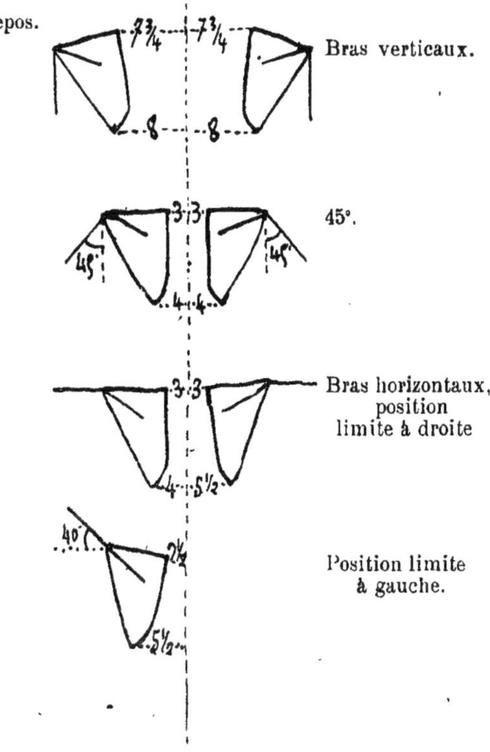

Observation (inédite).

Communiquée par M. le Dr Larigaudry.

Le nommé Théophile Ch..., âgé de 52 ans, vint consulter, à la fin du mois d'avril 1900, M. le docteur Larigaudry, pour une grande fatigue du bras droit, qui l'empêchait de travailler.

Le malade n'a pas d'antécédents personnels ; il y a cinq ou six mois il a fait une chute sur l'épaule droite, chute qui n'a eu aucune suite et dont il ne s'est nullement préoccupé.

Il y a deux mois et demi environ, après avoir travaillé comme d'habitude, toute la journée à son métier de charpentier, il fut réveillé pendant la nuit par une violente douleur siégean à l'épaule droite et descendant en arrière le long du thorax. Depuis ce moment il eut une gêne progressive des mouvements du bras droit, et ses compagnons de travail lui dirent qu'il devait avoir un « os décollé dans le dos ». Il continua néanmoins à travailler, d'autant mieux que les douleurs diminuèrent assez rapidement et disparurent bientôt.

A l'examen de cet homme qui est bien constitué et assez fortement musclé, on constate :

1° Les bras étant au repos, pendant verticalement le long du corps :

Il y a peu de déformation de la région scapulaire, c'est à peine si l'angle inférieur de l'omoplate est un peu plus saillant à droite qu'à gauche ; le bord spinal est à peu près parallèle à la ligne médiane et n'en est pas plus écarté du côté malade que du côté sain.

2° Si l'on fait lever le bras en dehors jusqu'à l'horizontale, la déformation s'accuse, l'omoplate fait presque un angle droit avec la cage thoracique, sa face antérieure devient accessible à la main, le bord spinal est dirigé en bas, en arrière et un peu en dedans. Cette attitude vicieuse de l'omoplate s'exagère encore si le bras est élevé en avant.

Lorsque le bras s'abaisse l'attitude redevient ce qu'elle était à l'état de repos.

3° Lorsque le malade est livré à lui-même, le bras ne peut être élevé au-dessus de la position horizontale, il ne dépasse cette position que si l'on immobilise l'omoplate en la maintenant fortement appliquée contre le thorax.

Les autres muscles du moignon de l'épaule et du bras ne sont nullement atrophiés et ont conservé toute leur puissance : le malade peut assez facilement se soulever de terre en exécutant des tractions à la barre fixe.

Comme cause de cette paralysie isolée on ne peut relever qu'un fait : c'est que pendant la nuit où les douleurs commencèrent, le malade était resté exposé au froid.

Le traitement, consistant en révulsion locale, est resté impuissant ; la paralysie persistait encore à l'état stationnaire plusieurs mois après ; les douleurs n'ont plus reparu.

M. le docteur Plicque a observé au laboratoire d'électrothérapie de Lariboisière un cas de paralysie double des grands dentelés chez un porteur de pompes funèbres qui, en descendant un cercueil très lourd, avait senti ses courroies glisser et fait un effort brusque et violent des épaules pour les retenir. Cette paralysie double, qui ne paraissait pas absolument isolée, guérit après cinq semaines d'électrisation. Un autre cas, unilatéral, concernait un malade qui, au cours d'une cure radicale de hernie, avait eu une syncope chloroformique. La respiration artificielle par mouvements forcés des bras avait due être pratiquée pendant plus de trois quarts d'heure. Ce cas resta incurable. Un dernier cas de paralysie isolée bilatérale fut enfin observé chez un jeune paysan qui, au momont de la fenaison, avait fauché plusieurs jours de suite du matin au soir. Cette cause semble assez admissible, les mouvements de va-et-vient de la faulx exigeant le concours et devant entraîner une fatigue excessive du grand dentelé. Le malade, dont la paralysie remontait déjà à plusieurs semaines et semblait peu curable, ne vient qu'une fois au Laboratoire.

Observations de Steinhausen

Deutsche Zeitschrift f. Nervenheilkunde 1900

Obs. I. — M..., serrurier, âgé de 20 ans, cavalier dans sa deuxième année de service, — pas d'antécédents héréditaires ni personnels. Le 16 juillet 1898, il conduisait deux jeunes chevaux de remonte, chacun à une main. Ils eurent brusquement peur : celui de droite se détacha, pendant que le gauche, dont M... tenait les rênes enlacées autour de la main, se dressa puis sauta de côté de telle sorte qu'il fit tomber l'homme ; comme celui-ci ne put aussitôt dégager sa main, il fut traîné pendant une courte distance par le bras et ressentit un tiraillement douloureux dans l'épaule gauche. Après l'accident, il ne se plaignit ni de douleurs ni de troubles de sensibilité, mais seulement de faiblesse et de tension dans l'épaule gauche ; mais la gêne n'était pas suffisante pour l'amener à se faire porter malade ; il ne le fit que quatre semaines après, lorsque ses camarades, au lavoir, lui eurent fait remarquer que son épaule gauche ressortait par derrière.

Examen lors de l'entrée à l'hôpital. — Homme bien bâti, musclé, d'embonpoint modéré qui laisse bien saillir les contours des muscles.

Au repos on voit à l'inspection du dos, le raccourcissement de la ligne de contour de l'épaule gauche, l'élévation du creux axillaire gauche par suite de l'élévation de l'omoplate gauche (6 cent.). Cet os est sensiblement rapproché de la ligne médiane.

L'angle inférieur est écarté du thorax; le bord spinal n'est pas parallèle à la ligne épineuse.

Dans l'élévation horizontale antérieure, se montre nettement l'écartement de l'aile de l'omoplate qui en même temps se trouve un peu plus élevée.

Dans l'élévation jusqu'à la verticale, il y a le rapprochement caractéristique de l'omoplate vers la colonne vertébrale, entre celle-ci et le bord interne de l'omoplate on remarque la saillie du muscle rhomboïde et de la portion inférieure du trapèze. Dans cette position apparaît aussi la scoliose typique à concavité droite des portions inférieure et moyenne de la colonne vertébrale.

L'élévation du bras atteint 140 ou 150° avec grand effort et sans élan; elle peut dépasser cette limite un instant, mais retombe aussitôt dans la position précédente, et le bras tend à s'incliner en avant; l'élévation en dehors dépasse péniblement l'horizontale.

Le dos reposant sur un plan horizontal, le bras est facilement et complètement élevé, mais pas exactement suivant le plan frontal (qui est, dans cette position, horizontal), il est un peu rejeté en dehors de ce plan.

Le trapèze et les autres muscles sont intacts; le tour du bras pareil des deux côtés.

L'excitabilité faradique et galvanique de tous les muscles et notamment du trapèze est intacte, par contre le grand dentelé gauche est inexcitable et présente la réaction de dégénérescence.

Pas de troubles de sensibilité.

Aucun changement n'a paru dans les premiers mois, en février 1899, l'état était le même; cependant, en décembre 1899, la faradisation produisit une réaction nette, mais avec un courant intense; l'étendue des mouvements est demeurée la même.

Obs. II. — B..., âgé de 22 ans, soldat, dans sa deuxième année de service; pas d'antécédents héréditaires ni personnels.

Pendant les manœuvres de septembre 1898, il ressentit par suite de la pression de son havresac une faiblesse dans le bras gauche augmentant peu à peu, de telle façon qu'il pouvait à peine empêcher le glissement de son fusil de l'épaule. De temps en temps douleur et sensation froide et sourde dans la partie supérieure du bras seulement, jamais plus bas. Quelque temps après il avait de plus en plus la sensation de quelque chose se décrochant dans le dos. Il ne se fit porter malade qu'un mois après, parce que l'amélioration spontanée qu'il avait espérée n'avait pas lieu.

Au commencement de novembre, il fut adressé à ma station pour y être traité galvaniquement :

Examen du 10 novembre 1898. — Homme bien musclé, solide, état général excellent.

Les bras pendant le long du corps, on ne remarque dans le dos que peu de saillie anormale ; l'omoplate gauche est rapprochée de la ligne médiane, sa distance est à droite de 10 cent., à gauche de 7 cent. ; l'angle inférieur est très peu écarté du plan du dos ; ainsi il y a ici parallélisme du bord spinal et de la ligne médiane, en tous cas peu d'obliquité ; l'omoplate gauche est un peu plus élevée que la droite.

Dans l'élévation antérieure des bras il y a scapulum alatum moins net que dans le cas précédent, l'élévation de l'omoplate est aussi moins nette.

Dans l'élévation en dehors, il y a une forte adduction de l'omoplate vers la colonne vertébrale et une saillie des muscles à son bord interne. La contraction du grand dentelé n'est ni visible ni palpable, même pendant l'élévation du bras, et son absence occasionne un aplatissement très net du côté gauche.

B... accomplit l'élévation active jusqu'à la verticale, sans élan avec rotation complète de l'omoplate, mais son bras a une tendance à s'incliner en avant, l'élévation se fait le mieux oblique ment en avant et en dehors, beaucoup plus difficilement dans le plan frontal ; le chargement de la main avec 2 ou 3 kilos.

rend notablement difficile l'élévation. Tous les mouvements passifs sont libres.

Ici aussi, mais d'une façon bien moins accusée que chez M..., il y a pour tous les mouvements attitude vicieuse de l'omoplate. Tous les autres muscles sont puissamment développés et d'excitabilité électrique normale, notamment les trois portions du trapèze qui est même un peu hypertrophié et le deltoïde. Le grand dentelé ne se contracte faradiquement que sous l'action de forts courants ; faible contraction galvanique.

Evolution ultérieure: légère amélioration jusqu'à fin mai 1899, avec légère augmentation de l'excitabilité, le malade ne fut pas suivi davantage.

Observation

(Communiquée par M. Huet.)

Tirée d'un article à paraître prochainement dans la *Nouvelle Iconographie de la Salpêtrière.*

Paralysie isolée du grand dentelé droit.

Le nommé Gér... Léopold, âgé de 18 ans, s'est adressé, le 1er mars 1893, à la consultation de la Salpêtrière, service du professeur Charcot. Il est atteint depuis deux mois d'une paralysie du grand dentelé droit.

Antécédents héréditaires : Père âgé de 48 ans, alcoolique, a eu des accès de délire. Sa femme et ses enfants ont dû s'en séparer après de nombreuses scènes de violence. Mère devenue très nerveuse depuis les scènes faites par son mari. Grand-père paternel mort à 75 ans ; était hémiplégique depuis plusieurs mois. Grand-père maternel, mort à 62 ans d'une attaque d'apoplexie.

Rien autre à signaler chez les autres ascendants, ni chez les collatéraux.

Antécédents personnels : Rougeole à 4 ans. Pas d'autre

maladie. En décembre 1892, coupure par un verre brisé à la partie antéro-externe du pouce, au niveau de l'articulation métacarpo-phalangienne, ayant déterminé de l'anesthésie sur la face externe et sur la face antérieure du pouce ; cicatrisation rapide sans suppuration.

Depuis le commencement de janvier, il a perdu en grande partie son appétit ordinaire et a notablement maigri ; il ne tousse pas, mais on trouve dans le triangle sus-claviculaire, surtout à droite, une chaîne de ganglions lymphatiques un peu tuméfiés, non douloureux à la pression.

C'est vers la même époque qu'il s'est aperçu de sa paralysie ; au commencement de janvier, un matin en cirant ses chaussures, il a remarqué que l'omoplate droite se détachait du tronc et venait frapper contre les côtes pendant les mouvements qu'il faisait.

Depuis cette époque il a éprouvé une gêne notable pour lever le bras droit ; au début cette gêne était plus prononcée qu'au moment où nous l'avons vu pour la première fois ; ainsi il éprouvait, dit-il, une difficulté plus grande que maintenant pour retirer son chapeau et il était obligé d'incliner la tête à la rencontre de sa main.

Il ne se rappelle pas avoir subi de traumatisme sur l'épaule, ni avoir fait d'efforts violents ; quelques semaines auparavant dans la maison de commerce où il était employé, il a porté un assez grand nombre de charges assez lourdes sur l'épaule (paquets de drap et paquets de couvertures). A aucun moment il n'a ressenti de douleurs du côté du cou, de l'épaule, du tronc ou des bras.

La cause de la paralysie dont est atteint le malade est donc assez obscure ; le mauvais état de la santé générale (une infection tuberculeuse possible) doit être sans doute incriminé pour une part ; d'un autre côté le port de lourds fardeaux sur l'épaule semble avoir joué le principal rôle comme cause déterminante, soit en provoquant des tiraillements sur le nerf du grand dentelé, soit en irritant ou comprimant ce nerf par l'intermédiaire d'un ganglion sus-claviculaire engorgé.

Etat actuel, 3 mars 1893 : Jeune homme assez grand et assez fortement mnsclé, bien qu'il ait notablement maigri depuis quelques semaines, comme nous l'avons dit précédemment.

Examen dans la station debout, au repos, les bras pendants : Le moignon de l'épaule droite est très légèrement abaissé. L'angle inférieur de l'omoplate fait à droite une saillie sous la peau plus apparente qu'à gauche ; il est aussi un peu plus élevé et en même temps plus rapproché de la colonne vertébrale.

Le bord interne du scapulum droit fait également sous la peau une saillie un peu plus prononcée que celui de l'autre côté ; il est légèrement oblique en haut et en dehors et dans tout son ensemble plus rapproché de la colonne vertébrale. L'angle supéro-interne de scapulum droit est aussi un peu plus élevé que celui du côté gauche. Enfin, tandis que l'épine de l'omoplate est sensiblement horizontale à gauche, elle est légèrement oblique en bas et en dehors à droite. En résumé, dans cette position, l'omoplate a subi un déplacement complexe : son angle externe est abaissé dans de faibles proportions tandis que son angle inférieur et son angle supéro-interne sont légèrement élevés ; de plus son bord spinal est légèrement détaché de la paroi thoracique, enfin elle est en totalité un peu rapprochée de la colonne vertébrale.

Ce dernier déplacement est important à considérer, car il montre que l'action tonique des muscles étendus de la colonne vertébrale à l'omoplate, rhomboïde et trapèze, persiste. Ces muscles d'ailleurs conservent leur souplesse et ne présentent aucun degré de contractures. L'inspection et la palpation des autres muscles de l'épaule ne montrent aucune atrophie ni aucune contracture pour le sus-épineux, le sous-épineux, le grand rond, le grand dorsal et le grand pectoral ; entre ces deux derniers muscles on constate une atrophie notable des digitations du grand dentelé.

Examen les bras élevés horizontalement en avant : La déformation précédente s'exagère considérablement, surtout dans quelques-unes de ses manifestations. Le moignon de l'épaule est un peu plus abaissé, l'épine de l'omoplate plus oblique en haut et en dedans, l'angle supéro-interne plus élevé, et le bord spinal, oblique en bas et en dedans, est beaucoup plus rapproché dans le sens transversal de la colonne vertébrale. Ce dernier déplacement montre de nouveau que non seulement le rhomboïde, mais aussi la partie moyenne et inférieure du trapèze ne sont pas paralysés ; d'ailleurs il est facile de constater que, dans cette position des bras, ces muscles sont en état de contraction du côté droit où le grand dentelé est paralysé. Enfin, on trouve très prononcée la déformation classique de la paralysie du grand dentelé : l'angle inférieur et tout le bord spinal de l'omoplate sont fortement écartés de la paroi thoracique au point d'en être séparés par une distance de 7 à 8 cm.

Examen les bras élevés horizontalement en croix : Le moignon de l'épaule est un peu plus bas du côté paralysé que du côté sain. L'angle supéro-interne est au contraire plus élevé à droite qu'à gauche, aussi l'épine de l'omoplate à droite est-elle encore un peu oblique en haut et en dedans, beaucoup moins cependant que dans la position précédente.

Le bord spinal est devenu vertical, il est rapproché au maximum de la colonne vertébrale, au point même de recouvrir la crête épineuse dans le sens transversal ; il en est toutefois encore un peu éloigné dans le sens antéro-postérieur, mais l'espace qui l'en sépare est comblé par le relief de la partie inférieure du trapèze fortement contractée. L'angle inférieur de l'omoplate fait aussi notablement saillie en arrière et se trouve recouvert par les faisceaux inférieurs fortement contractés du trapèze. (A gauche au contraire l'angle inférieur de l'omoplate est attiré en dehors par suite de la rotation du scapulum qui s'est produite normalement, pour cette position du bras, autour de l'angle supéro interne.) Enfin nous devons constater encore que, du côté paralysé, la partie élévatrice du trapèze est fortement contractée et dessine sous la peau des reliefs beaucoup plus accentués que du côté sain. Cette forte contraction à droite de la partie élévatrice du trapèze a pour but de suppléer l'action du grand dentelé paralysé en soutenant et en élevant l'angle externe de l'omoplate.

Examen dans l'élévation verticale des bras. — Dès cette époque le malade peut élever le bras droit jusqu'à la verticale ; il ne peut toutefois le maintenir complètement vertical et le laisse bientôt incliner un peu sur le côté. Cette position est d'ailleurs fatigante et ne peut être conservée longtemps. Dans l'élévation verticale des bras l'omoplate droite n'est plus détachée du tronc comme dans l'élévation des bras horizontalement en avant ; mais dans son ensemble elle est plus rapprochée de la colonne vertébrale que celle du côté gauche. Son bord interne est beaucoup moins oblique en bas et en dehors que celui de l'omoplate gauche ; il fait de plus une assez forte saillie sous la peau, moins accentuée toutefois quand le bras est tout à fait vertical que lorsqu'il est un peu incliné latéralement. Cette saillie du bord interne est rendue encore plus apparente par le relief que fait la partie inférieure du trapèze fortement contractée. Les angles externes sont à peu près au même niveau, celui de droite est même un peu plus élevé que celui de gauche. L'angle supéro-interne est aussi un peu plus élevé à droite qu'à gauche, mais surtout il est beaucoup plus rapproché de la colonne vertébrale. L'angle inférieur est au contraire un peu plus bas à droite qu'à gauche. Cette différence de niveau des angles supéro-interne et inférieur du côté droit relativement à ceux du côté gauche, qui peut paraître paradoxale au premier abord, s'explique facilement par l'obliquité beaucoup moindre du bord spinal à droite ; l'angle inférieur de ce côté est beaucoup plus rapproché de la colonne vertébrale. Comme le montrent l'inspection et la palpation des muscles en état de contraction, cette élévation verticale du bras du côté où le grand dentelé est paralysé, est dûe surtout à une action de suppléance de la portion élévatrice du trapèze, qui est fortement contractée et dessine sous la peau des reliefs beaucoup plus accusés que de l'autre côté ; elle élève l'angle externe de l'omoplate et rend possible l'élévation verticale du bras. De plus on trouve fortement contractée la partie supérieure du grand pectoral, qui est dans le relâchement du côté sain.

Réactions électriques. — L'exploration de l'excitabilité électrique montre que l'excitabilité faradique directe et indirecte du muscle grand dentelé droit est conservée mais diminuée ; son excitabilité galvanique directe est aussi notablement diminuée, avec contractions assez lentes et NFC $<$ ou $=$ PFC ; il y a donc de la réaction partielle de dégénérescence dans ce muscle. Sur les divers autres muscles, trapèze dans ses différentes parties, rhomboïde, sous-épineux, grand rond, grand dorsal, deltoïde et grand pectoral, les réactions électriques sont bien conservées et se montrent sensiblement les mêmes que du côté opposé.

Ce malade a été soumis à un traitement électrique répété trois fois par semaine, ayant consisté en excitations du grand dentelé paralysé, soit indirectement par le nerf, soit directement dans l'espace compris entre le grand pectoral et le grand dorsal. Ces excitations ont été faites le plus souvent avec des courants faradiques d'énergie très modérée et produits par des intermittences espacées ; quelquefois aussi elles ont été provoquées par des courants faradiques à intermittences fréquentes, mais dans ce cas elles ont été suspendues d'une façon rythmée de manière à laisser des intervalles de repos de quelques secondes entre les diverses excitations soutenues seulement quelques secondes chacune. Souvent aussi, après les excitations faradiques, on a fait directement sur le muscle des excitations galvaniques avec des courants d'intensité modérée ne dépassant guère 10 milliampères et de direction alternativement changeante (alternatives voltaïques).

L'amélioration a été assez rapide ; au bout de quelques semaines elle était très appréciable surtout dans l'élévation des bras soit horizontalement en croix, soit verticalement, soit dans une position intermédiaire aux deux précédentes. Au commencement de mai l'action de suppléance du trapèze était encore très manifeste dans ces diverses positions, mais en même temps l'action du grand dentelé était redevenue apparente. Ainsi, dans l'élévation des bras horizontalement en croix, le bord interne de l'omoplate droite ne venait plus en contact avec la colonne vertébrale, il était au contraire attiré en dehors surtout au niveau de l'angle inférieur et était bien maintenu contre la paroi thoracique ; le déplacement de l'omoplate droite se faisait donc sensiblement comme le déplacement de l'omoplate gauche, mais dans des limites plus restreintes ; il en était de même dans l'élévation oblique des bras et dans l'élévation verticale. La déformation de l'épaule dans l'élévation des bras horizontalement en avant était encore assez apparente, moindre cependant qu'en mars. Au repos persistait aussi une déformation de l'épaule caractérisée par le rapprochement de l'omoplate vers la colonne vertébrale, l'obliquité en bas et en dehors de son bord interne, et une saillie très apparente de ce bord et surtout de l'angle inférieur.

A la fin de juin l'amélioration était encore plus accentuée et le malade est parti pour quelques mois à la campagne. Nous ne l'avons pas revu depuis cette époque, ce qui nous donne à penser que l'amélioration s'est maintenue et que sans doute la guérison a été complète.

Cette observation montre :

1° Que dans la paralysie isolée du grand dentelé, il peut y avoir au repos, contrairement à l'opinion de Duchenne, une déformation assez apparente de l'épaule ;

2° Que l'élévation verticale du bras est parfois possible, comme le fait a d'ailleurs été déjà signalé ;

3° Que cette élévation verticale du bras est due à une action de suppléance musculaire, dans laquelle la portion élévatrice du trapèze joue le rôle principal ; elle se produisait déjà à une époque où l'action du grand dentelé paraissait encore à peu près nulle.

OBSERVATION (Communiquée par M. Huet).

Tirée d'un article à paraître dans la *Nouvelle Iconographie de la Salpêtrière.*

Paralysie isolée du grand dentelé droit.

Le nommé Fr..... Henri, âgé de 25 ans, s'est présenté le 8 novembre 1899 au service d'électrothérapie de la Clinique des maladies nerveuses à la Salpêtrière. Il est atteint depuis 5 mois d'une paralysie du muscle grand dentelé droit développée dans les circonstances suivantes. Soldat au 2e régiment du génie, il avait été envoyé depuis deux ans au colombier de Belfort, où il était attaché au service des pigeons voyageurs. Il avait à porter des charges assez lourdes, soit des sacs de grains pesant environ 100 kilogr., qu'il chargeait sur son dos, soit des fardeaux un peu moins lourds, de 50 à 60 kilogr., qu'il portait souvent sur l'épaule droite. Ayant contracté une blennorrhagie en février 1899, il avait cessé depuis ce moment de porter ces lourdes charges. Le 4 mai, atteint d'une orchite à droite, il entrait à l'hôpital militaire de Belfort.

Homme grand, fort et puissamment musclé, il aimait à faire de la gymnastique et, à l'hôpital, il s'amusait à faire des exercices en se suspendant par les bras aux barres des lits. Le 20 mai, le matin au réveil, il ressentit pour la première fois une douleur en arrière de l'épaule droite, au dessous de l'omoplate. Cette douleur disparut bientôt, après qu'il eut fait quelques mouvements du bras. Le lendemain au réveil la même douleur était revenue, pour disparaître de nouveau dans la journée; le jour suivant elle avait reparu et persista environ un mois. Elle siégeait principalement au dessous de l'omoplate droite et fut accompagnée bientôt de douleurs sur la partie latérale droite du tronc à la hauteur du grand dentelé et sur la face externe du bras droit à la hauteur du vaste externe. Soumis à un traitement par le salicylate de soude, le malade ne vit disparaître ces douleurs qu'au bout d'un mois.

Dès l'apparition des douleurs, Fr... avait constaté une notable difficulté pour lever le bras droit. Cette gêne des mouvements était d'ailleurs la même que celle qui persiste encore; elle était même plus prononcée; il est facile d'y reconnaître les troubles produits par une paralysie du grand dentelé.

Sorti de l'hôpital militaire le 23 juin, le malade y rentrait le 13 août, se trouvant dans l'impossibilité de faire son service, et il y est resté jusqu'à sa libération en septembre.

Pendant le second séjour à l'hôpital militaire il fut atteint de nouveau pendant une huitaine de jours de douleurs sur la face externe du bras droit; elles cédèrent assez rapidement à un traitement par le salicylate de soude avec massages et applications d'huile camphrée.

Revenu à Paris, Fr... ne put reprendre son métier d'ouvrier mécanicien et fit un séjour à l'hôpital Tenon du 27 septembre au 5 novembre. Pendant cette période il fut atteint encore de douleurs dans le bras droit et sur le côté droit du tronc, à la hauteur du grand dentelé; il ressentit aussi quelques douleurs dans le bras gauche, mais beaucoup plus faibles. Il fut surtout traité par l'antipyrine.

Sa blennorrhagie n'est pas encore complètement guérie et il conserve un écoulement blennorrhagique le matin. Jusqu'alors il avait eu une bonne santé et on ne trouve rien de particulier à signaler dans ses antécédents.

Etat actuel. — Au repos, dans la station debout, les bras pendants il n'existe qu'une très légère déformation de l'épaule : les trois angles de l'omoplate sont à peu près au même niveau du côté paralysé que du côté sain; le bord postérieur de l'omoplate est parallèle à la colonne vertébrale, mais il en est un peu plus rapproché à droite qu'à gauche; il est aussi un peu plus saillant en arrière, surtout au niveau de l'angle inférieur.

Bras étendus horizontalement en avant : Le bord postérieur de l'omoplate se détache assez fortement de la paroi thoracique; il se rapproche de la colonne vertébrale au lieu de s'en éloigner comme du côté sain; il reste aussi presque parallèle à la colonne vertébrale au lieu de prendre comme à gauche une forte inclinaison en bas et en dehors ; l'angle supéro-interne et l'angle externe sont à peu près au même niveau que leurs homonymes du côté sain ; le rhomboïde et les trois parties du trapèze sont fortement contractés à droite et dessinent sous la peau des reliefs beaucoup plus accusés qu'à gauche ; la partie supérieure du grand pectoral est aussi assez fortement contractée à droite.

Bras étendus horizontalement en dehors. — Le bras droit peut être maintenu horizontalement dans cette position ; l'omoplate est tout entière attirée vers la colonne vertébrale et arrive presque à son contact ; le rhomboïde et les trois parties du trapèze sont fortement contractés ; la partie moyenne et inférieure du trapèze dessine des reliefs encore plus accusés que dans la position précédente.

Bras élevés verticalement. — Le bras droit peut être élevé presque jusqu'à la verticale. L'omoplate est encore attirée en totalité vers la colonne vertébrale ; son angle supéro-interne s'en trouve très rapproché ; son bord postérieur n'est plus parallèle au rachis, comme dans les positions précédentes, mais il est assez fortement oblique en bas et en dehors. Le rhomboïde et les trois parties du trapèze sont encore très contractés ; les reliefs de la partie supérieure et moyenne du trapèze sont particulièrement très accusés ; ils sont beaucoup plus accentués que du côté gauche et montrent bien le rôle joué par le trapèze pour suppléer au grand dentelé dans l'action d'élévation de l'angle externe de l'omoplate. La partie supérieure du grand pectoral est aussi assez fortement contractée a droite.

Dans ces diverses positions les déformations du thorax signalées par MM. Souques et Duval sont très manifestes.

Sur la paroi latérale du thorax on constate une atrophie assez accusée des digitations du grand dentelé. Dans ce muscle on trouve une réaction partielle de dégénérescence assez accentuée : l'excitabilité faradique directe et indirecte est extrêmement diminuée ; l'excitabilité galvanique du muscle est aussi assez fortement diminuée avec NFC < PFC et contractions lentes. Les réactions électriques restent sensiblement normales en quantité et en qualité dans les autres muscles de l'épaule, notamment dans le rhomboïde, dans les trois parties du trapèze, dans le sous-épineux, le grand rond, le grand dorsal et le grand pectoral.

De ce qui précède, déformations de l'épaule dans les divers mouvements du bras et réactions électriques, il résulte nettement que l'on a affaire actuellement à une paralysie isolée du grand dentelé. En raison du grand développement conservé par le trapèze et les autres muscles s'insérant à l'omoplate, il est vraisemblable d'admettre qu'il en était ainsi à l'origine, et que la paralysie du grand dentelé a toujours été isolée.

Ce malade a été soumis à un traitement électrique répété trois fois par semaine, ayant consisté surtout en galvanisation du muscle grand dentelé avec excitations faites alternativement par la cathode et par l'anode. Il a cessé de suivre le traitement à la fin de février 1900, se trouvant empêché de venir à la Salpêtrière par son travail de mécanien qu'il avait pu reprendre depuis plusieurs semaines; il n'était pas encore complètement guéri, mais il avait gagné beaucoup en force pour les divers mouvements du bras sur l'épaule. Les déformations de l'épaule précédemment signalées dans ces divers mouvements existaient encore mais elles étaient moins accentuées.

Etiologie.

Si nous faisons le relevé des observations parues jusqu'à ce jour, nous pouvons les classer de la façon suivante :

Effort ou fatigue musculaires extrêmes.	Wiesner, Woodmann, Bernhardt, Barreïro, Hnatek, Plicque, Placzek, Morstadt, Ferrier, Huet.
Tiraillement violent du bras.	Steinhausen, Plicque, Morf.
Traumatisme, chute sur l'épaule.	Ferrier, Placzek, James Ross, Sperling, Brodmann.
Blessure du nerf.	Kohler, Jolly, Dixon Mann.
Compression.	Steinhausen, Dums.
Froid.	Marchessaux, Bush, Bernhardt, Larigaudry.
Fièvre typhoïde.	Baümler, Souques et Castaique, Thöle, Friedheim, Levy-Dorn Clutton.
Influenza.	Karl v. Rad.
Rhumatisme.	Dixon Mann, Ross et Bunting.
Puerpéralité.	Weber.
Cause inconnue ou complexe.	Weber, Senator, Bruns, Hnatek, Poore, Morstadt, Lasser, Remak (3 cas), Huet.

Total : 48.

Si nous ajoutons la statistique militaire de Steinhausen:

Cause mécanique (36 cas).		Cause inflammatoire (14 cas).	
Surmenage musculaire	7	Affection pulmonaire	2
Soulèvements de fardeaux	1	Fluxion de poitrine	2
Chute	7	Rhumatisme articul.	1
Traumatisme	3	Influenza	2
Flexion avec torsion du bras	3	Fièvre typhoïde	3
Piqûre	1	Raideur de la nuque	1
Port de lourds fardeaux	3	Refroidissement	3
Compression par le havresac	8		
Blessure par roue de voiture	1		
Exercice de gymnastique	2	Cause inconnue	10
	Total : 60		

Nous avons un total de 108 cas qui représente à peu près tous les cas publiés.

Barreïro cite bien un cas dû à l'hystérie, mais il n'y a pas lieu de le retenir, la paralysie ne paraissant pas isolée.

A l'origine de tous ces cas de paralysie isolée qui viennent d'être énumérés, nous trouvons des causes qui paraissent au premier abord multiples et variées. En réalité, elles peuvent se réduire à un très petit nombre.

Dans beaucoup d'observations on note que des douleurs plus ou moins violentes, siégeant dans l'épaule et le côté correspondant du thorax, avec ou sans irradiations, ont précédé de quelques jours et même de quelques mois, l'apparition de la paralysie. Ce fait existe du reste non seulement dans la paralysie du grand dentelé mais dans un grand nombre de paralysies musculaires d'origine périphérique. Marchal (de Calvi) faisait même de cette névralgie le point de départ d'un réflexe qui, selon lui, provoquait la paralysie et l'atrophie consécutive du muscle.

Actuellement on sait à quoi s'en tenir à ce sujet, l'on rapporte ces trois phénomènes : douleur, paralysie, atrophie, à une seule et même cause, la névrite périphérique.

C'est par conséquent à la névrite du nerf thoracique long qu'il faut attribuer un certain nombre des cas de paralysie isolée du grand dentelé. A ce point de vue là, leur étiologie est absolument banale.

Il y a donc lieu d'établir, au point de vue pathogénique, une première catégorie, dans laquelle entreront les cas dus à une maladie infectieuse, ou attribués à un refroidissement ; tous ceux, en un mot, qui ont présenté des symptômes de névrite.

Nous y rattacherons également un certain nombre de cas attribués à la fatigue musculaire habituelle, mais dans lesquels on retrouve les signes caractéristiques des névrites périphériques ; tels sont, par exemple, les cas de Wiesner, de Bernhardt, de Huet, la fatigue musculaire n'ayant agi que comme cause localisante d'un agent infectieux ou d'une toxine.

Maintenant que la névrite est admise comme cause efficiente, dans les cas composant cette catégorie, il faut rechercher pourquoi l'inflammation se localise au nerf thoracique long, et pourquoi presque toujours du côté droit.

Il y a là évidemment une application de cette loi générale qui veut que les infections atteignent de préférence les organes qui se trouvent, pour une cause ou pour une autre, en état d'infériorité vitale et, par conséquent, de moindre résistance. Que voyons-nous, en effet, dans la plupart des cas ? Le malade exerce une profession pénible exigeant un travail excessif des bras et principament du bras droit, et c'est presque toujours à droite que siège la paralysie. Le cas de Bernhardt seul fait exception : la paralysie siégeait à gauche ; mais la règle n'en reçoit qu'une confirmation plus éclatante, car le malade portait habituellement ses fardeaux sur l'épaule gauche.

Il y a même dans quelques observations des indications plus précises. Ainsi, par exemple, dans le cas de Wiesner, le malade porte depuis trois ans de lourds fardeaux sur l'épaule droite ; dans l'observation communiquée par M. le docteur Larigaudry, le malade est charpentier, manie le rabot, ce qui exige une propulsion énergique du moignon de l'épaule en avant. Or quels sont les muscles qui dans ces mouvements se contractent avec le plus d'énergie ?

Dans le premier cas, ce sont les élévateurs du bras et ceux de l'épaule, c'est-à-dire le deltoïde, le trapèze, portion moyenne, le rhomboïde, l'angulaire et surtout le grand dentelé dont la contraction doit empêcher la bascule de l'omoplate autour de son angle interne ; par cette bascule, en effet, le moignon de l'épaule serait abaissé, tandis que, au contraire, il est nécessaire qu'il soit énergiquement maintenu pour soutenir le fardeau qui pèse sur lui. Le grand dentelé, en attirant en dehors l'angle inférieur réalise cette condition.

Dans le second cas c'est encore le grand dentelé à qui est imposée la plus grande partie du travail, puisque comme l'a démontré Duchenne, une de ses actions les plus importantes est de porter le moignon de l'épaule en avant.

Il est donc facile de voir, par ce qui précède, que dans la plupart des cas, il y a un surmenage local portant principalement sur le grand dentelé.

Par conséquent, ici aussi, comme dans beaucoup d'autres paralysies d'origine périphérique, le surmenage du muscle crée dans le nerf qui s'y rend, un lieu de moindre résistance, une prédisposition à la névrite. Le fait est certain, comment l'expliquer ?

Une première hypothèse est possible : il y a fatigue du nerf en même temps que fatigue du muscle. Cette fatigue ne porte pas, du moins au début, sur la fonction du nerf dont la conductibilité reste intacte ; mais elle produit une altération mal définie de sa nutrition et de sa constitution intime qui a pour résultat un affaiblissement de sa vitalité ; il y aurait là une sorte de travail inflammatoire chronique et latent qui pourrait passer à l'état aigu sous l'influence d'une infection, ou même produire à lui seul, à la longue, la destruction fonctionnelle du tronc nerveux.

On peut invoquer également une deuxième hypothèse : les contractions intenses et répétées d'un muscle exerceraient sur le filet nerveux qui s'y rend, soit par tiraillement, soit par compression, des traumatismes légers, mais multipliés. Ces traumatismes seraient d'autant plus importants que le nerf en question est plus long, présente des rapports plus nombreux dans des régions anatomiques différentes, ou bien que son point de pénétration dans le muscle est plus mobile par rapport à son point fixe. La résultante serait encore ici une sorte de névrite chronique qui pourrait évoluer dans deux sens : ou bien passer à l'état aigu sous l'influence d'une infection, ou bien persister à l'état chronique et amener finalement la paralysie. Dans cette dernière classe de faits rentre, par exemple, le cas de Woodman où la paralysie survint peu à peu sans aucune infection apparente. Cette deuxième hypothèse paraît la plus vraisemblable.

Mais quel qu'en soit le mécanisme, cette pathogénie est réelle et dans son cadre rentrent un grand nombre de cas de paralysie isolée du grand dentelé. Un certain nombre cependant semblent relever d'une étiologie toute différente. Nous prendrons comme type le cas de Barreïro. Un homme porte sur l'épaule droite une colonne de fonte pesant 300 kilos, au moment où il dépose sa charge, il ressent un craquement au niveau de la fosse sus-épineuse et subitement son grand dentelé est paralysé. Il y a là certainement traumatisme du nerf, soit par compression, soit par tiraillement. La longueur et les rapports nombreux du nerf du grand dentelé, viennent encore ajouter plus de vraisemblance à cette manière de voir.

Le nerf thoracique postérieur naît des cinquième et sixième cervicales par deux racines qui, selon les anatomistes allemands, traversent le scalène postérieur avant de se réunir, quelquefois même après s'être réunies ; le tronc ainsi formé descend sur la partie latérale du thorax, entre le sous-scapulaire et le grand dentelé, et on peut le suivre jusqu'au niveau des digitations inférieures de ce muscle. Dans ce trajet, nous remarquerons les particularités suivantes :

Le nerf traverse un muscle dont la contraction pourra sinon le comprimer, du moins le fixer à sa partie supérieure et même le dévier de sa direction normale. Le tronc nerveux est perpendiculaire à la direction du muscle et est assez voisin de son insertion mobile.

Dans ces conditions-là, on s'explique très bien que le nerf puisse être traumatisé. Lorsqu'un individu porte un fardeau sur l'épaule, il a ordinairement les bras relevés pour le maintenir en place. Dans cette situation, la bascule de l'omoplate s'opère autour de l'angle interne qui reste fixe, et il y a élévation du moignon de l'épaule. Mais si le poids est très considérable, 300 kilos par exemple comme dans le cas de Barreïro, il y aura au contraire abaissement forcé du moignon de l'épaule ; la bascule de l'omoplate, étant nécessaire à l'élévation du bras au-dessus de l'horizontale, se produira bien encore mais alors autour de l'angle externe, entraînant ainsi un abaissement en masse de l'omoplate. La partie du grand dentelé qui s'insère au bord spinal suit naturellement ce mouvement et, avec elle, l'extrémité inférieure de son nerf ; si ce nerf est, d'autre part, fixé à son extrémité supérieure par la contraction énergique du scalène, qui entre en jeu accessoirement pour contribuer au maintien de l'épaule à titre d'élévateur des côtes, si, de plus, la tête s'incline du côté opposé quand le sujet se prépare à jeter à terre son fardeau, il est facile de voir que le nerf thoracique postérieur a de grandes chances de subir une élongation. La plupart du temps, le mécanisme est plus obscur et il est impossible de déterminer quel est le genre de lésion qui atteint ce nerf et en quel point de son trajet elle siège.

Dans certains cas, comme dans une des observations communiquées par M. le docteur Plicque, les mouvements passifs mais exagérés d'élévation imprimés au membre supérieur peuvent amener le traumatisme de ce nerf; les éléments manquent ici pour en déterminer le mécanisme, néanmoins il faut en retenir un fait, c'est que la contraction musculaire n'est pas une condition indispensable à ce traumatisme et que l'attitude vicieuse seule est nécessaire, quelle que soit la cause qui la produise.

En résumé, nous pouvons dire que toutes les paralysies isolées du grand dentelé, au point de vue de l'étiologie, rentrent dans le cadre des autres paralysies musculaires périphériques et relèvent des mêmes causes : névrite ou traumatisme. Elles n'en diffèrent que par leur fréquence relative et leur mécanisme spécial dû à des conditions anatomiques et physiologiques particulières.

PARALYSIES ASSOCIÉES

Avant de commencer l'étude pathogénique des paralysies associées, et pour la rendre plus facile, il est nécessaire de diviser ces paralysies en deux groupes.

Dans le premier nous rangerons celles qui sont nettement dues à des névrites ou à des traumatismes intenses portant sur plusieurs nerfs à la fois, et dont la pathogénie est en somme banale.

Dans le second entreront des associations encore peu étudiées et qui semblent dériver de causes purement musculaires.

1er Groupe.

Le premier groupe ne mérite pas que l'on s'y arrête bien longtemps.

L'infection qui peut se localiser, comme nous l'avons vu, au nerf thoracique long, peut aussi au même titre se localiser sur d'autres troncs nerveux. Il arrive fréquemment ceci : c'est que l'infection frappe d'abord un certain nombre de filets nerveux qu'elle abandonne ensuite les uns après les autres pour se limiter au nerf du grand dentelé. On comprend que cette limitation n'est pas une règle et que la localisation définitive peut se faire en d'autres points, ainsi, par exemple, sur le circonflexe.

De là possibilité de nombreuses variétés d'associations paralytiques dont le grand dentelé peut lui-même être exclus ; et insensiblement on arrive au groupe des polynévrites périphériques banales. C'est qu'en réalité la distinction est bien faible et repose tout entière sur la limitation de la paralysie à un très petit nombre de muscles, parmi lesquels le grand dentelé est le plus important et donne à l'affection sa symptomatologie particulière.

Ainsi, dans l'observation de Thöle, la paralysie avant de se localiser au deltoïde et au grand dentelé droits avait frappé la plupart des muscles du bras. Il faut avouer qu'il est difficile d'établir là une différenciation pathogénique mettant nettement à part cette association : grand dentelé et deltoïde. Tout au plus pourrait-on dire que cette association, outre la cause qui lui est commune avec la paralysie des autres muscles, c'est-à-dire l'infection, reconnaît une cause particulière, localisatrice pour ainsi dire : le surmenage habituel des muscles qui en fait partie. Mais ce n'est là qu'une distinction bien subtile, car les causes qui président aux localisations nerveuses des infections nous sont encore peu connues.

Il n'y a pas lieu non plus de mettre à part, au point de vue pathogénique, les paralysies associées du grand dentelé, dues à des traumatismes portant sur les troncs nerveux ; elles n'ont rien de spécial et rentrent dans le cadre de toutes les paralysies périphériques de même origine, les paralysies radiculaires, par exemple.

Voici une observation se rapportant à ce groupe :

Observation personnelle

Paralysie du grand dentelé, du trapèze inférieur, avec participation à un moindre degré du trapèze supérieur et des sus et sous-épineux.

Le nommé Pierre S..., âgé de 49 ans, maçon, entre le 14 avril 1901 à l'Hôtel-Dieu pour oppression datant de quelques jours et douleurs siégeant dans les membres inférieurs, surtout le gauche.

Antécédents héréditaires. — Père mort paralysé, mère morte à 70 ans d'une maladie inconnue.

Antécédents personnels. — Pas de maladie antérieure ; quelques ganglions cervicaux enlevés à l'âge de 20 ans. Il y a 5 ans le malade ressentit des douleurs dans l'épaule et le bras gauches ; ces douleurs augmentèrent assez rapidement en s'accompagnant de gêne dans les mouvements du bras et bientôt de paralysie complète. Elles siégeaient principalement au niveau de la fosse sus-épineuse et le long du bord spinal de l'omoplate.

Le malade entre à la Salpêtrière deux mois après le début de ces accidents. A ce moment on constata, dit-il, une paralysie occupant les muscles de l'épaule et une grande partie de ceux du bras. Le traitement électrique institué immédiatement ne produisit aucune amélioration et le malade sortit au bout de deux mois.

Depuis cette époque les douleurs ont disparu peu à peu ; il persiste cependant encore un point douloureux à la pression au niveau de la fosse sus épineuse. L'impotence fonctionnelle diminua parallèlement mais demeura suffisante pour empêcher le malade de reprendre son travail.

Actuellement le malade présente quelques symptômes de bronchite avec emphysème ; il est un peu nerveux, son champ visuel est légèrement rétréci ; il souffre de douleurs dans la jambe gauche depuis déjà 2 ans 1/2.

Les signes de la paralysie sont les suivants :

α) *Au repos vertical du bras.* — L'épaule gauche est fortement abaissée, le bord spinal de l'omoplate est un peu écarté de la ligne médiane (12 cm. à gauche, 10 cm. à droite) et légèrement oblique en bas en dedans, en arrière ; l'angle inférieur fait une saillie appréciable sous la peau ; il y a une atrophie visible des muscles sus et sous-épineux.

β) *Elévation en dehors.* — L'éloignement du bord spinal s'accuse un peu, la distance par rapport à la ligne médiane atteint 14 cm. ; il est vertical et s'écarte un peu du thorax surtout au niveau de l'angle inférieur ; les muscles sus et sous-épineux sont contractés ; le deltoïde est intact.

Ce mouvement d'élévation n'atteint pas l'horizontale et reste au-dessous d'environ 30°. Il y a un peu de raideur de l'épaule.

γ) *Elévation en avant* — Le scapulum alatum s'accuse, le bord spinal s'écarte du thorax de 3 à 4 cent. environ et de la ligne médiane de 16 cent ; il est vertical. L'élévation atteint l'horizontale sans pouvoir la dépasser

Lorsque l'on dit au malade de porter l'épaule en arrière, il y réussit dans une certaine mesure, le bord spinal se rapproche un peu de la ligne médiane grâce à la contraction du rhomboïde qui devient évidente.

A l'examen électrique avec le courant faradique ou note :

Inexcitabilité complète du grand dentelé gauche et des 2/3 inf. du trapéze ; excitabilité presque nulle dans le tiers supérieur de ce même muscle : excitabilité un peu diminuée dans les muscles sus et sous-épineux.

Le rhomboïde, l'angulaire, le deltoïde sont intacts, les pectoraux et le grand dorsal se contractent vigoureusement. Les muscles du bras ne sont ni atrophiés ni paralysés.

Il s'agit donc vraisemblablement d'une paralysie du grand dentelé et des 2/3 inférieurs du trapèze avec participation à un moindre degré du tiers supérieur de ce muscle ainsi que des sus et sous-épineux.

L'origine semble être une névrite ayant siégé primitivement sur un grand nombre de troncs nerveux du bras et de l'épaule et dont la loealisation définitive s'est faite au uiveau des nerfs du trapèze, du grand dentelé et du nerf scapulaire postérieur

2e Groupe.

Le deuxième groupe est beaucoup plus intéressant, mais avant d'en entreprendre l'étude, il est indispensable d'en rapporter ici les observations les mieux étudiées, comme nous l'avons fait pour la paralysie isolée.

Observation de MM. Souques et Duval

Nouvelle Iconographie de la Salpêtrière, 1898.

Alphonse B..., chaudronnier, âgé de 45 ans, entre le 22 août 1890, à l'hôpital Cochin.

Il n'y a rien d'intéressant à signaler dans ses antécédents

héréditaires; rien dans ses antécédents personnels, pas de maladies vénériennes, pas d'éthylisme.

Il a appris son métier à l'âge de 13 ans et toujours travaillé dans la grosse chaudronnerie. Il maniait un marteau-boule pesant 5 à 6 kilogrammes, durant toute la journée ; il exerçait par conséquent un métier pénible nécessitant une grande force musculaire, aussi ce malade était-il très vigoureusement musclé.

Le 3 août 1898 il soulevait avec six camarades des fonds de chaudière qui pèsent 500 à 600 kilogrammes chacun. Pour soulever ces fonds, les ouvriers se placent d'un seul côté sur une même ligne, puis dans un premier temps élèvent la pièce jusqu'à mi-cuisse, à peu près, enfin dans un second temps, ils sont obligés de déplacer les mains, de les retourner pour mettre le fond de chaudière complètement debout, c'est-à dire pour pousser, dans ce second temps, l'objet de bas en haut et d'arrière en avant, jusqu'à ce qu'il soit droit et puisse rouler. Les deux actes de l'opération exigent un développement de force musculaire considérable ; le second temps en particulier, nécessite une contraction synergique forte et prolongée des muscles grand dentelé, trapèze et grand pectoral ; nous reviendrons d'ailleurs sur ce point. C'est pendant ce second temps, c'est-à-dire au moment où notre homme avait changé ses mains d'attitude, et poussait devant lui un objet lourd et résistant, c'est à ce moment précis, disons-nous, qu'il a éprouvé une douleur assez vive, qu'il localise exactement dans les régions suivantes : espace inter-pectoro-deltoïdien et fosse sus-épineuse du côté droit. Cette douleur n'irradiait point dans le bras correspondant. En même temps, notre homme s'est aperçu qu'il ne pouvait élever son bras droit au-delà de la ligne horizontale. Il a pourtant continué son travail pendant deux jours et pu manier tant bien que mal son lourd marteau-boule en l'élevant avec l'avant-bras. La gêne était cependant très appréciable, si bien qu'il a dû cesser tout travail le 5 août. Un médecin, consulté, s'est borné à lui appliquer un appareil de contention et quelques jours après lui a conseillé du massage et un traitement électrique. Bientôt le malade n'éprouvant aucune amélioration entre à l'hôpital Cochin.

Etat actuel (fin août 1898). — Il s'agit d'un homme de 45 ans, très bien portant, très vigoureux et extraordinairement musclé. Tout se borne chez lui à une paralysie du muscle grand dentelé et des deux tiers inférieurs du trapèze du côté droit.

Symptomatologie (abrégée).

α) Bras tombant naturellement le long du corps :

Abaissement du moignon de l'épaule.

Elévation en masse de l'omoplate.

Ecartement du bord spinal par rapport à la ligne médiane (7 1/2 à droite, 5 1/2 à gauche).

Obliquité du bord spinal en bas, en dedans, en arrière.

Écartement du bord spinal par rapport au thorax.

β) Bras en position horizontale antérieure :

Elévation en masse de l'omoplate; l'angle supéro-interne forme une saillie visible en avant, derrière la ligne du cou à l'épaule; il est de 3 cent. au-dessus de celui du côté sain. L'angle externe n'est pas élevé.

Déformation en aile très accentuée, la gouttière scapulo-thoracique est profonde de 6 à 7 centimètres.

γ) Bras en position horizontale externe :

Elévation en masse.

Obliquité du bord spinal, plus marquée que dans la position précédente : l'angle inférieur arrive à la ligne médiane, l'angle supérieur en est à 9 centimètres.

La gouttière scapulo-thoracique est moins profonde que dans l'attitude horizontale antérieure.

δ) L'élévation au dessus de l'horizontale est impossible si l'on n'agit pas directement sur l'omoplate.

ε) L'élévation volontaire des épaules est possible, ainsi que l'acte de les porter en arrière et en dedans.

Etat électrique. — Grande diminution de l'excitabilité du grand dentelé droit à l'excitation faradique.

L'excitation galvanique donne des contractions lentes et faibles ; il y a réaction de dégénérescence.

Dans les deux tiers inférieurs du trapèze, les réactions électriques sont fortement diminuées sans réaction de dégénérescence.

Observation

(Présentée par M. le docteur Souques à la Société de Neurologie (1900).

Il s'agit d'une femme, domestique, âgée de 20 ans, qui, il y a un an, glissa de trois marches en montant un escalier et se retint à la rampe en contractant énergiquement son bras droit ; sa main se crispa autour du montant de la rampe si bien qu'elle eut une grande difficulté à s'en détacher. Elle ressentit en même temps un craquement et une vive douleur le long du bord externe de l'omoplate ; et immédiatement elle ne put élever le bras au-dessus de l'horizontale.

Elle continua à travailler en se servant de la main gauche. La douleur persista six semaines, continue en supprimant le sommeil ; elle se calma peu à peu, par le repos, le massage, l'hydrothérapie, elle reparaissait par la fatigue du bras.

Symptômes actuels (sept. 1900) :

α) Bras tombant naturellement.

L'omoplate droite est surélevée en masse, l'angle supérieur est de un centimètre plus haut que celui du côté sain.

L'angle inférieur fait un légère saillie en haut, en dedans, en arrière.

Le bord spinal est oblique par rapport au rachis, sa distance en est de 7 cm. 1/2 au niveau de l'angle inférieur, de 8 1/2 au niveau de l'épine.

A gauche parallélisme du bord spinal et du rachis à 8 centimètres.

L'épaule droite n'est pas sensiblement abaissée.

β) Position horizontale antérieure.

Elévation en masse de l'omoplate, telle que l'angle supéro-interne s'aperçoit au-dessus de l'épaule, la malade étant vue par devant.

Obliquité du bord spinal, qui n'est pas plus rapproché de la ligne médiane que dans l'attitude précédente.

Gouttière scapulo-thoracique profonde de 4 centimètres.

γ) Position horizontale externe.

Scapulum alatum moins marqué que dans la position précédente.

Gouttière scapulo-thoracique moins profonde.

Obliquité plus grande du bord spinal, lequel n'est plus rapproché de la ligne médiane.

δ) Le bras droit ne dépasse pas l'horizontale ; dans cette position extrême les sus et et sous-épineux droits sont durs, bombés, saillants.

ε) Déformations, les bras étant horizontaux.

La paroi postérieure de l'aisselle est dans le même plan antéro-postérieur que la paroi interne.

La paroi latérale du thorax au niveau du sein présente une voussure à convexité externe ; la paroi thoracique vue par derrière est plus étroite dans sa moitié supérieure droite, vue par devant elle paraît plus large.

La malade peut soulever énergiquement les épaules ; les porter en avant et toute déformation semble disparaître ; en arrière, et il n'y a que peu de déformation.

Examen électrique. — Grand dentelé : Excitabilités faradique et galvanique très diminuées, les modifications qualitatives spéciales de la réaction dégénérescence ne sont pas constatables. 2/3 inférieurs du trapèze : excitabilité directe, faradique ou galvanique, peu diminuée, sans dégénérescence.

Rien de notable pour les autres muscles.

Observation

(Communiquée par M. Huet.)

Tirée d'un article à paraître prochainement dans la *Nouvelle Iconographie de la Salpêtrière.*

Paralysie du muscle grand dentelé droit et paralysie associée des parties moyenne et inférieure du trapèze.

Le nommé Fos... Léon, âgé de 18 ans, jardinier de la ville de Paris, s'est présenté à la consultation de la Salpêtrière, le 3 août 1893, pour une gène des mouvements de l'épaule droite remontant à deux mois et demi.

Quelque temps auparavant, le 8 mai, il avait eu la grippe ; fièvre, courbature générale, mal de gorge, épistaxis, puis toux avec expectoration assez abondante. Après une suspension de travail de huit jours,il put reprendre son service, ayant à porter souvent sur l'épaule des fardeaux assez lourds, notamment des troncs d'arbre. La semaine suivante il commença à ressentir derrière l'épaule droite à la hauteur de l'angle supéro interne de l'omoplate des douleurs s'irradiant le long du bras jusqu'au coude.

D'abord assez faibles pendant plusieurs jours, ces douleurs augmentèrent au point de le réveiller au milieu d'une nuit et de l'empêcher de se rendormir jusqu'au moment du lever. Rendu à son travail il ne put rien faire et s'adressa dans la matinée à l'hôpital Tenon où on lui fit poser quatre ventouses scarifiées derrière l'épaule. Soulagé par cette application,il put reprendre son travail dans l'après-midi. Les douleurs qui avaient beaucoup diminué dès ce moment disparurent ensuite peu à peu, mais le malade resta géné dans son travail par une difficulté d'élever le bras droit que nous verrons dépendre d'une paralysie du grand dentelé associée à une paralysie des parties moyenne et inférieure du trapèze.

Dans ce cas la paralysie reconnaît vraisemblablement comme cause prédisposante la grippe et comme cause occasionnelle le port de lourds fardeaux sur l'épaule droite.

On ne trouve rien de particulier à signaler dans les antécédents héréditaires ou personnels de ce malade, ses parents sont vivants et bien portants. Il est le second de 4 enfants ; ses deux sœurs sont vivantes et bien portantes ; un frère, né avant lui, est mort quelques instants après la naissance. Lui-même a eu la scarlatine à 12 ans ; deux ans après il s'est foulé le poignet droit en tombant, mais ne se ressentit que peu de temps de cet accident. Ni autres maladies à signaler, ni autres traumatismes.

Etat actuel, 8 août 1893. — Jeune homme grand et bien musclé. Sa santé actuelle est bonne. Il éprouve seulement une grande gêne dans les mouvements du bras droit sur l'épaule, dûe, comme le montre l'examen suivant, à une paralysie du grand dentelé associée à une paralysie de la partie moyenne et de la partie inférieure du trapèze.

Examen debout, au repos, les bras pendants. — A droite le moignon de l'épaule est un peu plus bas qu'à gauche. L'épine de l'omoplate n'est pas horizontale, comme du côté sain, mais un peu oblique de haut en bas et de dedans en dehors. Le bord spinal de l'omoplate du côté sain est sensiblement parallèle à la colonne vertébrale ; du côté paralysé, il est oblique de haut en bas et de dehors en dedans ; dans son ensemble il est plus éloigné de la colonne vertébrale que du côté sain comme le montrent les mensurations suivantes :

Distance du bord spinal de l'omoplate à la colonne vertébrale :

	GAUCHE	DROITE
Au niveau de la base de l'épine	7 cm. 1/2	8 cm. 1/2
Au niveau de l'angle inférieur	7 —	7 —

Ce bord spinal ne forme pas sous la peau un relief beaucoup plus accentué qu'à gauche, sauf au niveau de l'angle inférieur qui se détache davantage et fait une saillie un peu plus accusée. Cet angle inférieur est aussi sur un plan un peu plus élevé à droite qu'à gauche ; toutefois cette élévation de l'angle inférieur du côté paralysé n'est que peu prononcée. L'angle supéro-interne, au contraire, reste sensiblement au même niveau, dans le plan horizontal, que celui du côté opposé. Par suite de l'abaissement du moignon de l'épaule, le bord externe du trapèze est tendu, mais il n'est pas contracté. Le rhomboïde est aussi tendu entre l'omoplate et la colonne vertébrale, son relief est assez apparent ; à la palpation on ne constate pas que le muscle soit dur et contracté ; son action tonique doit être seule en jeu et contribue dans une certaine mesure au déplacement de l'omoplate. Par contre la partie inférieure du trapèze paraît amaigrie comparativement au côté sain.

Bras étendus horizontalement en avant. — La déformation caractéristique de la paralysie du grand dentelé existe très accusée ; l'omoplate est fortement détachée de la paroi thoracique (scapulum alatum) ; son bord postérieur oblique en bas et en dedans, fait en arrière une forte saillie ainsi que l'angle inférieur ; à ce niveau il est séparé de la paroi thoracique par une distance de 7 centimètres. De plus l'omoplate est fortement attirée en haut ; son angle supéro-interne et son angle inférieur sont à un niveau beaucoup plus élevé que leurs homonymes du côté opposé. Il importe encore de remarquer que l'omoplate est relativement assez éloignée de la colonne vertébrale comme le montrent les mensurations suivantes :

Distance du bord postérieur de l'omoplate à la colonne vertébrale :

	GAUCHE	DROITE
Au niveau de la base de l'épine	10 cm. 1/2	9 cm. 1/2
Au niveau de l'angle inférieur	12 — 1/2	6 — 1/2

Dans ce cas la situation de l'omoplate par rapport à la colonne vertébrale présente, pour cette position des bras, des différences importantes avec le cas de l'observation de Gér... Dans ce dernier le bord postérieur de l'omoplate est plus rapproché de la colonne vertébrale, lorsque les bras sont élevés horizontalement en avant, que lorsqu'ils sont au repos, tombant naturellement le long du corps ; dans le cas présent le bord postérieur de l'omoplate est au contraire plus éloigné de la colonne vertébrale pendant l'élévation horizontale des bras en avant que pendant la situation de repos les bras tombants. Cette différence de situation de l'omoplate tient à ce que les parties inférieure et moyenne du trapèze sont aussi paralysées chez Fos... tandis que leur action est conservée chez Gér... L'inspection et la palpation font en effet reconnaître chez Fos... que la portion moyenne et plus encore la portion inférieure du trapèze sont notablement atrophiées et ne se contractent pas pendant les divers mouvements de l'épaule. La portion supérieure de ce muscle a, au contraire, conservé son action et dessiné ses reliefs sous la peau.

Bras élevés en dehors horizontalement en croix. — L'élévation du bras droit en dehors ne peut être obtenue jusqu'à l'horizontale, ou ne peut être maintenue dans cette position, le bras en effet reste incliné un peu obliquement en bas. Cela tient à ce que l'angle externe est notablement abaissé ; l'angle interne et l'angle inférieur sont au contraire fortements élevés ; ils se trouvent d'environ 4 centimètres plus haut que les angles homonymes du côté sain. L'omoplate d'ailleurs est élevée tout entière par l'action du rhomboïde et de l'angulaire ; l'angle supéro-interne fait saillie en haut et dépasse le niveau de la clavicule. Le bord postérieur de l'omoplate n'est pas parallèle à la colonne vertébrale comme du côté sain ; il est légèrement oblique en bas et en dedans et aussi un peu en arrière, de sorte que l'angle inférieur fait une saillie assez prononcée sous la peau. Tout le bord postérieur d'ailleurs fait saillie sous la peau et est détaché de la paroi thoracique, mais beaucoup moins que dans la position des bras étendus horizontalement en avant. L'omoplate, au lieu d'être rapprochée de la colonne vertébrale comme chez Gér..., non seulement en reste éloignée, mais encore s'en trouve séparée par une distance plus grande que du côté sain. En comparant chez Fos... le côté sain avec le côté paralysé, on voit que, du côté sain, les parties inférieure et moyenne du trapèze sont fortement contractées et dessinent leurs reliefs très accusés sous la peau ; du côté droit au contraire ces mêmes parties du trapèze paralysées ne sont pas contractées et ne se dessinent pas sous la peau, sauf quelques faisceaux de la partie moyenne dont le relief est d'ailleurs peu accusé. L'éloignement de l'omoplate par rapport au rachis dépend donc dans ce cas et pour cette position des bras du défaut d'action de la partie adductrice du trapèze ; son élévation si prononcée dépend non seulement de la paralysie du grand dentelé, mais encore de la paralysie de la partie inférieure du trapèze qui ne contrebalance plus l'action du rhomboïde et de l'angulaire. La partie claviculaire du trapèze est bien fortement contractée et soulève fortement la peau, mais son action n'est pas suffisante pour corriger en partie la déformation de la région scapulaire et remédier à l'abaissement de l'angle externe de l'omoplate en l'absence de l'action du grand dentelé et des parties moyenne et inférieure du trapèze.

Bras élevés en l'air. — A droite le bras ne peut être élevé verticalement ; malgré tous ses efforts le malade n'arrive pas à lui faire dépasser la position horizontale et le maintient même un peu au-dessous de cette position. La déformation de l'épaule est moins prononcée que dans la position des bras étendus en croix, ce qui se conçoit facilement par la diminution de longueur du bras de levier, l'avant-bras étant fléchi à angle droit au lieu d'être étendu sur le bras. Dans ces conditions le poids du membre agissant pour abaisser l'angle externe de l'omoplate est moindre et la portion claviculaire du trapèze a une action plus efficace pour soutenir cet angle externe. De plus, dans la position où le malade est examiné, le bras n'est pas directement étendu en dehors mais il est un peu ramené en avant, et la partie supérieure du grand pectoral assez fortement contractée contribue aussi à soutenir l'angle externe de l'omoplate. Dans son ensemble la déformation de la région scapulaire se rapproche beaucoup de la déformation qui existe dans la position des bras étendus horizontalement en avant.

Réactions électriques.—Dans le muscle grand dentelé droit, on constate de la réaction de dégénérescence.

L'excitabilité indirecte par le nerf, faradique et galvanique, paraît très diminuée ou abolie ; l'excitabilité faradique directe paraît aussi très diminuée ou abolie ; l'excitabilité galvanique directe est très diminuée et les contractions obtenues sont lentes avec NFC $<$ ou $=$ PFC. Notons aussi que l'on constate un amaigrissement très manifeste des digitations du grand dentelé dans l'espace où elles sont apparentes sur la paroi latérale du thorax, c'est-à-dire dans le triangle compris entre le grand pectoral et le grand dorsal.

Sur la partie inférieure et moyenne du trapèze on trouve une grande diminution de l'excitabilité faradique et galvanique, mais les modifications qualitatives de la réaction de dégénérescence ne sont pas nettement manifestes. D'ailleurs, les contractions obtenues en même temps dans les muscles sous-jacents ou dans les muscles voisins, notamment dans le long dorsal, le rhomboïde et le sus-épineux, viennent masquer les contractions qui peuvent se produire dans les parties inférieure et moyenne du trapèze.

Dans les autres muscles de l'épaule, les réactions électriques ne paraissent pas altérées.

De ce qui précède, déformation de l'épaule dans les diverses positions du bras et réactions électriques, il résulte que l'on a affaire dans ce cas à une paralysie du grand dentelé associée à une paralysie de la partie moyenne et inférieure du trapèze.

Ce malade fut soumis à un traitement électrique répété trois fois par semaine et ayant consisté principalement en excitations galvaniques directes des muscles paralysés, produites alternativement avec le pôle négatif et avec le pôle positif (alternatives voltaïques) ; l'intensité des courants employés n'a pas dépassé 15 m. A. et a été le plus souvent maintenue aux environs de

10 m. A. De temps à autre aussi on a fait porter sur les muscles paralysés des excitations faradiques avec des courants d'énergie modérée, le plus souvent à intermittences espacées.

La paralysie s'est améliorée progressivement, d'abord sur le trapèze, puis sur le grand dentelé, d'une façon plus lente sur ce dernier.

Au mois de mars 1894, époque à partir de laquelle ce malade retenu par son travail a cessé de venir à la Salpêtrière, son état était le suivant :

Au repos, les bras pendants, le moignon de l'épaule droite n'est plus que très faiblement abaissé ; l'angle inférieur de l'omoplate fait encore sous la peau une saillie plus accentuée qu'à gauche ; le bord postérieur de l'omoplate est redevenu sensiblement parallèle à la colonne vertébrale.

Bras étendus horizontalement en avant. — Le bord postérieur de l'omoplate est encore assez fortement détaché de la paroi thoracique, beaucoup moins cependant qu'autrefois ; il est moins éloigné que précédemment de la colonne vertébrale ; il est aussi beaucoup moins oblique en bas et en dedans ; l'angle supérieur et l'angle inférieur sont encore plus élevés que leurs homonymes du côté sain, mais dans des proportions beaucoup moindres qu'autrefois.

Bras étendus horizontalement en croix. — Maintenant le bras droit peut être maintenu horizontalement dans cette position. L'omoplate n'est plus élevée en masse comme elle l'était autrefois dans des proportions considérables, mais elle est à peu près au même niveau que celle du côté gauche ; elle diffère toutefois de celle ci en ce sens qu'elle est très rapprochée de la colonne vertébrale avec laquelle elle vient presque en contact, ainsi que cela existait dès le principe chez Gér..., dont le trapèze n'était pas paralysé. D'ailleurs on constate maintenant chez F... que dans cette position les parties moyenne et inférieure du trapèze sont fortement contractées. Le contraste entre l'état actuel de ces parties du trapèze et leur état au moment du premier examen, ainsi que la position respective des omoplates à ces deux époques, est très frappant et démontre bien le rôle joué par le trapèze pour maintenir l'omoplate.

Bras élevés verticalement en l'air. — Actuellement F... peut élever le bras droit jusqu'à la verticale. Pour produire ce mouvement le grand dentelé reste cependant encore insuffisant, comme l'indique la position de l'omoplate droite respectivement à celle de la gauche. A droite, en effet, le bord postérieur de l'omoplate est moins attiré en dehors qu'à gauche ; l'obliquité de ce bord postérieur en bas et en dehors est aussi beaucoup moins prononcée à droite. Cependant l'omoplate a pivoté autour de son angle supérieur et son angle externe s'est élevé à peu près au même niveau qu'à gauche rendant ainsi possible l'élévation verticale du bras. Il est facile de constater par la palpation et l'inspection que les trois parties du trapèze sont fortement contractées pour produire ce mouvement et pour suppléer au moins en partie le grand dentelé ; mais, en même temps, cette contraction du trapèze a pour effet par sa partie adductrice de rapprocher dans une mesure assez grande toute l'omoplate de la colonne vertébrale.

Depuis cette époque nous avons perdu de vue ce malade ; nous avons eu cependant une fois de ses nouvelles et avons appris que l'amélioration avait continué à s'accentuer, aboutissant à une guérison presque complète. F..., en effet a pu faire son service militaire dans l'infanterie de ligne ; il éprouvait toutefois une fatigue assez grande quand il devait porter pendant longtemps le sac, notamment pendant les marches prolongées ; c'est à cette occasion qu'il nous a écrit en 1897 pour nous demander de certifier auprès du médecin de son régiment qu'il avait eu autrefois une paralysie du grand dentelé.

A ces observations on peut joindre celle qui est rapportée au chapitre de la symptomatologie et dans laquelle l'association paralytique comprenait : le grand dentelé, les deux tiers inférieurs du trapèze et le sus-épineux.

***

Maintenant que l'existence de cette forme de paralysie est établie, il faut en rechercher la pathogénie. D'où vient cette association du grand dentelé avec les deux tiers inférieurs du trapèze ?

Ces muscles n'ont point d'innervation commune, et si, dans certains cas, la lésion inflammatoire de leurs nerfs respectifs paraît indubitable, il est non moins certain que cette localisation étroite n'est pas purement fortuite. La fréquence relative de cette association paralytique porte à croire qu'elle relève d'une cause spéciale et bien définie, existant dans tous les cas, qu'ils soient dûs à une infection ou à un effort musculaire.

Tout d'abord, il y a un fait qu'il importe de signaler, car il est très significatif. Dans l'étiologie de tous les cas rapportés plus haut, on note soit un effort violent et brusque, soit un travail musculaire exagéré, le bras étant élevé vers la verticale comme dans l'observation de M. Huet, ou le moignon de l'épaule porté violemment en avant, comme dans celle de M. Souques. Prenons cette dernière comme exemple :

Le malade poussait devant lui, après l'avoir soulevé, un corps très lourd et très résistant. C'est pendant l'effort violent qu'il faisait à ce moment qu'est survenue la paralysie. Or, si l'on recherche quels sont les muscles qui dans ce mouvement se contractent avec le plus d'énergie, on voit que ce sont précisément ceux qui entrent dans l'association paralytique produite : le grand dentelé et le trapèze. Ce point a été bien démontré par MM. Souques et Duval dans l'observation qu'ils ont publiée, il est donc inutile d'y insister davantage. Nous admettrons, par conséquent, l'hypothèse suivante qui paraît être la plus rationnelle et la plus en rapport avec les faits, c'est que, dans cette variété, l'association paralytique est déterminée par la synergie fonctionnelle.

Par quel mécanisme, c'est ce que nous étudierons plus loin ; auparavant, il y a lieu de rechercher pourquoi la portion scapulaire du trapèze est seule atteinte et quelle est la raison de l'immunité de la portion claviculaire. La réponse à cette question est en réalité facile : les portions claviculaire et scapulaire du trapèze forment deux muscles très différents l'un de l'autre sous beaucoup de rapports et qui présentent chez certains animaux et quelquefois chez l'homme une autonomie complète.

Cette division est la règle dans la série des mammifères : taupe, hérisson, tatou, hyène, etc. Le muscle présente deux portions bien délimitées : une antérieure ou cervicale et une postérieure ou dorsale. Chez l'Ursus americanus, il y a même trois portions : une inférieure ou dorsale, une moyenne ou cervicale, une supérieure ou occipitale. Chez les animaux domestiques la couche superficielle des muscles du cou est formée par :

Le sterno-mastoïdien.

Le mastoïdo-huméral.

Le trapèze divisé lui-même en deux segments : le trapèze supérieur et le trapèze inférieur.

Chez l'homme la présence de la clavicule amène les modifications suivantes :

Le mastoïdo-huméral se divise en deux portions :

Une antérieure qui se fusionne avec le sterno-mastoïdien pour former le sterno-cléïdo-mastoïdien ;

Une postérieure qui va former le faisceau occipito-claviculaire du trapèze supérieur.

Le trapèze inférieur s'unit de même au trapèze supérieur et ainsi se trouve constituée l'unité du muscle. Quelquefois les deux portions, claviculaire et scapulaire, sont distinctes anatomiquement chez l'homme, comme c'est la règle chez les animaux ; tels sont les faits cités par Macalister, Zagorski, Fleischmann, Wood. Dans ce dernier cas, la portion supérieure du trapèze partait de l'occipital et du ligament de la nuque, l'inférieure des apophyses épineuses dorsales, et elles n'entraient en connexion qu'au niveau de leurs insertions acromiales.

Les deux portions du trapèze sont encore distinctes au point de vue de leur physiologie. La portion claviculaire élève directement en haut l'extrémité externe de la clavicule sans l'attirer en arrière et en dedans, elle n'est donc pas antagoniste du grand dentelé et agit peu dans le mouvement de propulsion en avant, du moignon de l'épaule, mouvement à l'occasion duquel se produit la paralysie associée. La portion scapulaire rapproche le bord spinal de l'omoplate de la ligne médiane en le fixant contre le thorax, elle est donc dans ce mouvement l'antagoniste du grand dentelé ; de plus elle aide le grand dentelé à produire la bascule du scapulum autour de l'angle supérieur. Elle agit donc synergiquement avec ce dernier muscle dans la plupart des mouvements de l'épaule.

Enfin les deux portions du trapèze sont encore distinctes par leur innervation. Des recherches de quelques auteurs allemands, Martius, Schlottmann, il ressort que les deux tiers inférieurs du trapèze sont innervés presque exclusivement par le plexus cervical ; le tiers supérieur reçoit en outre la plus grande partie de la branche externe du spinal. Ce mode d'innervation entraîne des différences physiologiques importantes : « Je ne connais « pas, dit Duchenne, de faisceaux musculaires plus exci- « tables que ceux qui composent la portion claviculaire « du trapèze ; c'est au point qu'un courant électrique « qui suffirait à peine pour faire entrer en contraction « les portions moyenne et inférieure de ce même mus- « cle, produit déjà des contractions énergiques dans les « faisceaux de la portion claviculaire. » Cette richesse d'innervation de la portion claviculaire explique dans une certaine mesure sa résistance à l'atrophie et à la paralysie ; la portion claviculaire du trapèze est, selon Duchenne, l' « ultimum moriens » du muscle.

Toutes ces considérations rendent bien compte de l'intégrité de la portion supérieure du trapèze dans les paralysies associées par synergie musculaire. Ce qu'il est plus difficile de s'expliquer, c'est le mécanisme par lequel se produit instantanément la paralysie des muscles qui entrent synergiquement en contraction, puisqu'on ne peut invoquer là ni névrite, ni lésion nerveuse préalable.

Le mécanisme est peut-être le même que dans certains cas de paralysie isolée ; traumatisme des filets nerveux qui se rendent aux muscles ; la paralysie associée ne serait qu'un degré de plus de la paralysie isolée, dû à des efforts plus violents ou dirigés dans des sens différents.

La contraction longtemps prolongée amènerait ici aussi, la paralysie des muscles synergiques par des traumatismes légers mais fréquemment répétés des filets moteurs; ces traumatismes, comme dans la paralysie isolée, favoriseraient les localisations infectieuses au niveau de ces nerfs, en y créant un lieu de moindre résistance.

On peut encore invoquer un autre mécanisme : la lésion des filets nerveux pendant leur trajet intra-musculaire ; compression des cylindre-axes par la contraction violente des fibres musculaires, comme il y a compression des vaisseaux ; peut-être intoxication aiguë ou chronique des plaques terminales, par la toxine musculaire produite en surabondance par la contraction exagérée. Cette altération intra-musculaire des filets nerveux semble confirmée par le fait de l'existence, dans certains cas, de la paralysie du sus-épineux sans participation du sous-épineux.

Quoi qu'il en soit l'action de la synergie musculaire semble bien démontrée, et suffit à individualiser nettement la variété de paralysie associée dont nous venons de tracer l'histoire. Le mécanisme reste encore dans le domaine de l'hypothèse.

Marche, durée, terminaison.

Le début peut être brusque, par exemple à la suite d'un traumatisme violent, la paralysie atteignant dès le premier moment son maximum d'intensité. Ordinairement, surtout dans la paralysie isolée, l'affection s'établit lentement, précédée d'une période douloureuse qui correspond à l'établissement de la névrite. Quelquefois la paralysie survient insidieusement, sans douleurs, à la suite de. fatigue exagérée des muscles, et l'impotence fonctionnelle en est le premier symptôme.

Une fois établie la paralysie peut évoluer dans deux sens :

Elle peut s'améliorer, au bout d'un certain temps, lorsque les lésions nerveuses sont légères et que le muscle n'est pas atteint de dégénérescence ; on a vu des cas où la guérison survenait en quelques mois et même en quelques semaines ; ces cas sont l'exception.

Elle peut demeurer absolument incurable et réfractaire à tout traitement; entre ces deux extrêmes il y a tous les intermédiaires, mais la durée est toujours très longue, le traitement n'ayant que peu d'influence sur la marche de la maladie.

Mais même lorsque la paralysie reste incurable, il peut survenir une amélioration notable au point de vue fonctionnel par l'établissement de suppléances musculaires. Ce fait est bien étudié dans le travail de M. le docteur Huet, où l'on peut suivre, pour ainsi dire pas à pas, à l'aide de photographies faites à intervalles plus ou moins longs, le développement de ces suppléances.

Le pronostic est donc variable. Pour l'établir d'une façon approximative il faut se baser sur l'étiologie : les paralysies traumatiques et celles qui proviennent d'une névrite passée à l'état chronique sont les plus graves, La recherche des réactions électriques donne aussi un élément de pronostic. On peut dire, d'une façon générale, que le pronostic est d'autant plus grave que la réaction de la dégénérescence est plus marquée ; cette gravité est d'ailleurs atténuée, comme nous venons de le voir, par les suppléances.

Dans la paralysie associée du grand dentelé et du trapèze, ce dernier muscle peut n'être que très légèrement atteint et recouvrer peu à peu son intégrité ; la paralysie devient alors isolée. Ce fait est très net dans l'observation de M. Huet.

Traitement.

Dans un certain nombre de cas le traitement devra être celui de toutes les névrites périphériques, du moins au début. Plus tard et dans tous les cas, le véritable traitement est l'électrothérapie. On essaiera de provoquer la contraction du muscle paralysé soit indirectement par le nerf, soit directement par des courants faradiques à intermittences lentes, soit par des courants galvaniques ; mais lorsque la réaction de dégénérescence est notable, il n'y a guère à compter sur la restauration fonctionnelle du muscle. On peut alors tenter de développer les suppléances musculaires par le massage aidé d'une gymnastique appropriée ; il sera possible ainsi de remédier dans une certaine mesure à l'impotence fonctionnelle du membre.

Divers modes d'électrisation peuvent être appliqués dans le traitement des paralysies du grand dentelé.

On pourra employer suivant les cas les courants faradiques ou les courants galvaniques.

Dans les paralysies légères, lorsque l'excitabilité électrique est bien conservée ou lorsqu'il n'existe qu'un faible degré de réaction partielle de dégénérescence, on peut recourir à la faradisation. Celle-ci sera appliquée de préférence par la méthode polaire : une large électrode sera placée, par exemple, sur la région dorsale de la colonne vertébrale ; une autre électrode, également assez large, sera placée sur le grand dentelé, dans l'espace où il est accessible sur la paroi latérale du .thorax, entre le grand pectoral et le grand dorsal. On emploiera des courants de tension modérée (bobine induite à gros fil ou à fil moyen) en leur donnant une énergie facilement supportable, sans chercher à provoquer de trop fortes contractions du muscle. Dans les premières applications il sera bon de n'employer que des courants induits par des intermittences espacées pour ménager le muscle et éviter d'épuiser sa contractilité. Ensuite on pourra employer des courants induits par des intermittences fréquentes, mais en ayant soin de rythmer les excitations ; à l'aide d'un interrupteur disposé sur le circuit du courant induit on laissera passer le courant pendant 2 à 3 secondes de façon à provoquer une contraction tétanique modérée du muscle, puis on interrompra le courant pendant un temps égal de 2 à 3 secondes, pour laisser reposer le muscle ; on fera passer de nouveau le courant de la même façon que précédemment, puis on l'interrompra de nouveau et ainsi de suite, laissant des intervalles de repos de quelques secondes entre les diverses excitations du muscle. La durée totale de l'électrisation ne sera pas trop prolongée ; elle sera de 3 à 5 minutes.

On pourrait aussi provoquer la contraction du muscle paralysé en faisant porter les excitations faradiques sur le nerf, au point où il est accessible dans le triangle sus-claviculaire; mais à ces excitations indirectes par le nerf, les excitations directes de la façon précédemment indiquée nous paraissent préférables.

Dans les paralysies plus graves, s'accompagnant d'une réaction de dégénérescence plus accentuée, l'excitabilité faradique indirecte et directe est très diminuée ou abolie et il n'y a plus lieu d'employer la faradisation. Dans ces cas c'est à la galvanisation qu'il faut recourir. Dans les premiers temps on pourrait se borner à la galvanisation continue stabile de la façon suivante : une assez large électrode de 60 à 100 centimètres carrés sera appliquée sur la partie postérieure et latérale du cou, du côté paralysé ; une autre électrode, de dimensions à peu près semblables, sera appliquée sur le muscle paralysé, dans le triangle compris entre le grand pectoral et le grand dorsal. On établira un courant continu, en lui donnant de préférence une direction descendante (pôle positif sur le cou, pôle négatif sur le muscle) et une intensité de 5 à 15 milliampères ; la durée de cette application sera de dix minutes à un quart d'heure.

Dès le principe, ou après quelque temps de traitement par la galvanisation continue stabile, on pourrait ajouter quelques excitations du muscle produites par plusieurs interruptions et rétablissements du courant faits à intervalles plus ou moins rapprochés à l'aide d'un interrupteur. On pourrait encore remplacer, soit pendant toute la séance, soit seulement pendant une partie de la séance, la galvanisation stabile par de la galvanisation labile ; pour cela l'électrode placée sur le muscle sera avantageusement représentée par un rouleau que l'on promènera sur la surface du muscle paralysé.

Un autre mode de galvanisation peut aussi être employé avec avantage ; c'est le procédé des alternatives voltaïques. Il consiste à porter sur le muscle paralysé des excitations alternativement renversées, de telle sorte que l'électrode excitatrice corresponde tour à tour au pôle négatif et au pôle positif. Pour bien faire ces applications il convient d'employer un appareil approprié, une double clef de Morn, par exemple, ou un métronome interrupteur et renverseur. Elles ont l'avantage d'exciter plus fortement le muscle et d'éviter les effets de l'électrolyse intra-musculaire ; elles permettent aussi de se rendre compte de l'état qualitatif des réactions musculaires aux divers moments de l'application du traitement. Avec ce genre d'excitation il y a avantage à placer l'électrode indifférente, plaque de 60 à 100 cmq., sur la région cervicale ou sur la région dorsale de la colonne vertébrale ; comme électrode excitatrice on prendra un tampon assez large, de 4 à 6 cm. de diamètre.

Comme intensités du courant on se tiendra à celles qui sont suffisantes pour produire des excitations modérées des muscles paralysés ; elles sont généralement comprises entre 5 et 12 milliampères.

Lorsque, dans les cas de paralysies avec réaction de dégénérescence, l'excitabilité faradique a reparu, on peut recourir alors à la faradisation de la façon que nous avons indiquée en commençant ; nous préférons cependant continuer pendant quelque temps encore la galvanisation avec alternatives voltaïques.

La durée totale du traitement électrique varie beaucoup suivant les cas, suivant la nature et la gravité de la paralysie. Dans les cas légers, la guérison peut être obtenue en quelques semaines ; dans les cas graves, elle ne survient qu'après de longs mois, parfois une année ou davantage. Lorsque, après plusieurs mois de traitement, l'amélioration est peu apparente ou nulle, le pronostic est grave et il est à craindre que la paralysie ne soit incurable.

Dans ce qui précède nous avons eu principalement en vue la paralysie isolée du grand dentelé. Le traitement des cas de paralysie associée serait dirigé de la même façon en agissant non seulement sur le grand dentelé, mais encore sur les autres muscles paralysés.

CONCLUSIONS

Les paralysies du grand dentelé doivent être divisées en deux groupes ;

Le premier comprend la paralysie isolée, nettement séparée des autres par sa symptomatologie spéciale.

Le second, constitué par les paralysies associées, peut être divisé lui-même en deux sections :

L'une où rentreront les associations dues à des lésions traumatiques ou inflammatoires des troncs nerveux, et indépendantes des actions musculaires.

La seconde constituée par des associations directement liées à la synergie des muscles, et indépendantes de la distribution des filets nerveux.

1er Groupe : paralysie isolée.

La paralysie isolée est caractérisée par les signes suivants.

α) *Au repos.* — Légère élévation en masse de l'omoplate.

Légère obliquité du bord spinal en bas, en dedans et

en arrière, avec un peu de saillie de l'angle inférieur ; cette obliquité manque souvent.

Peu ou point d'écartement du bord spinal par rapport à la ligne médiane.

β) *Position horizontale externe.* — Obliquité du bord spinal. Déformation en aile, assez peu marquée. Déformation du thorax.

γ) *Position horizontale antérieure.* — Obliquité du bord spinal en bas, en arrière et un peu en dedans. Scapulum alatum très marqué. Elévation en masse de l'omoplate.

δ) Possibilité d'élever le bras au-dessus de l'horizontale d'environ 40° et dans cette position limite, obliquité en bas et en dehors du bord spinal.

Ces symptômes sont très spéciaux à la paralysie isolée et peuvent servir de critérium pour en établir le diagnostic. Ils sont légèrement variables suivant l'époque considérée et l'importance des suppléances qui s'établissent.

2e Groupe : paralysies associées.

Ce groupe, comme nous l'avons vu, doit être divisé en deux sections bien différenciées l'une de l'autre au point de vue étiologique :

La première est formée de cas qui n'ont de spécial que la participation du grand dentelé à l'association paralytique. Les signes sont variables suivant les muscles atteints. La pathogénie est banale et ne donne pas lieu à des conclusions particulières.

La seconde est constituée presque en entier, actuellement, par la paralysie associée du grand dentelé et du trapèze scapulaire.

Signes. — Les signes de cette variété d'association la distinguent nettement des autres formes, surtout à l'état de repos :

α) *Au repos.* — Obliquité et écartement du bord spinal de l'omoplate par rapport à la ligne médiane, d'autant plus marquée que la paralysie du trapèze est plus complète.

Elévation en masse de l'omoplate.

Abaissement du moignon de l'épaule.

β) *Elévation volontaire du bras.* — Obliquité du bord spinal, surtout dans l'élévation externe. Scapulum alatum, qui atteint son maximum dans la position horizontale antérieure.

Elévation en masse de l'omoplate, beaucoup plus marquée que dans la paralysie isolée.

Rapprochement du bord spinal par rapport à la ligne médiane.

Impossibilité d'élever le bras au-dessus de l'horizontale.

Déformation de la paroi thoracique,

Pathogénie. — L'étiologie de cette association paralytique réside dans les faits suivants :

Indépendance anatomique, physiologique et, par conséquent, pathologique des deux portions, scapulaire et claviculaire, du trapèze.

Richesse d'innervation de cette dernière, qui en fait

l'ultimum moriens du muscle, et en explique en partie son intégrité.

Synergie fonctionnelle du grand dentelé et de la portion scapulaire, qui seule permet de comprendre leur solidarité pathologique.

La paralysie des muscles synergiques est due à leur contraction violente ou prolongée, qui détermine une lésion des filets nerveux soit dans leur trajet extramusculaire, soit dans leur trajet intra-musculaire et appelle quelquefois la localisation infectieuse.

Telle est la classification qu'on peut adopter. Elle n'est certainement pas parfaite : on peut lui reprocher ceci, c'est que toutes les divisions ne sont pas établies sur la même base : la paralysie isolée est distinguée des paralysies associées par la symptomatologie, tandis que la pathogénie sert de critérium pour diviser en deux groupes les paralysies associées.

Mais elle a du moins le mérite de pouvoir comprendre tous les cas observés, en les classant en groupes peu nombreux et cliniquement très distincts ; ce que ne permettrait pas de faire une classification basée uniquement soit sur la symptomatologie, soit sur la pathogénie.

BIBLIOGRAPHIE

BAUMLER. — *Arch. für Klin. med.*, t. XXV, p. 305.

BERNHARDT. — *Deut. Arch. f. Klin. med.*, 1879, t. XXIV, p. 380.

BUSCH. — *Arch. f. Klin. chirurg.* t. IV, p. 39.

BERGER. — *Mémoire de Breslau*, 1873 et 1875.

BUCHMULLER. — *Thèse* d'Erlangen, 1892.

BRODMAN. — *Deut. Zeitschrift für Nervenheilk.*, 1900.

BRUNS. — *Neurolog. centralb. Leipzig*, t. XII, p. 34 et 258.

BARREÏRO. — *Thèse*, Paris, 1895.

BRUCK. — *Thèse*, Breslau, 1873.

DUCHENNE. — *Physiologie des mouvements et électrisation localisée.*

DESNOS. — *Thèse*, Paris, 1845.

ERB. — *Krankh. der peripheren und cerebro-spin. Nerv.*, Leipzig, 1874.

EULENBURG. — *Lehrb. der function Nervenkr.*, Berlin, 1871.

FUHRER. — *Arch. fur path., anat. und phys.*, t. III, p. 384.

GENDRIN. — *Journal des malad. encéph. et de la moelle épin.* traduit d'Abercrombie, 1835.

GOWERS. — *Diseases af the nerv. syst.*, t. II.

JOLLY. — *Berl. Klin. Wochens.* 1892.

KOCKLER. — *Berl. Klin. Woch.*, 1892.

KARL V. RAD. — *Munchener medicinische Woch.*, 1898.
LEWINSKI. — *Arch. f. anat. path. und phys.*, t. LXXIV.
MARCHESSAUX. — *Arch. générales de médecine*, 184(.
REMAK. — *Galvanoth*, Berlin, 1858.
SENATOR. — *Centralb. f. neroenkr.*, t. III.
SEELIGMULLER. — *Neural. centralb.*, 1882, n° 9.
SHERLING. — *Neurol. centralb.*, 1892.
SOUQUES. — *Société de Neurologie* 1900.
SOUQUES et CASTAIGNE. — *Nouvelle Iconographie de la Salpêtrière*, 1898.
SOUQUES et DUVAL. — *Nouvelle Iconographie de la Salpêtrière*, 1898.
STEINHAUSEN. — *Deut. Zeitschrift f. Nervenheilk*, 1900.
THOLE (de Magdebourg). — *Arch. f. Psych*, 1900, Band 33, Heft. 1.
THIEM. — *Monatsschrift f. Unfallheilkunde*, 1900, n° 10.
WEBER. — *Deut. med. Woch.*, n° 21, 1880.
WIESNER. — *Arch. f. Klin. med.*, t. V.
WOODMANN. — *British. med. Journ.*, 1875.

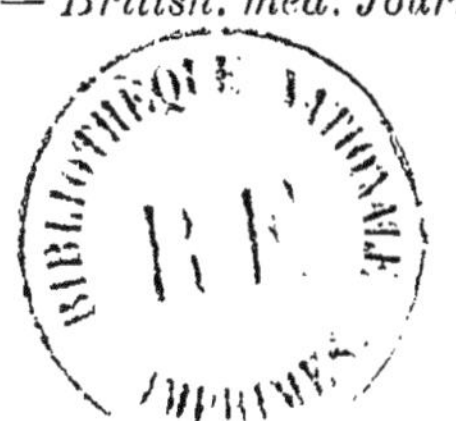

IMPRIMERIE F. DEVERDUN, BUZANÇAIS (INDRE).